JN127119

GREEN NOTE

透析療法グリーンノート

監修

長田太助

自治医科大学内科学講座腎臓内科学部門教授

編著

齋藤 修

自治医科大学附属病院透析センター教授

中外医学社

執筆者一覧 (執筆順)

齋藤　修　　自治医科大学附属病院透析センター 教授

秋元　哲　　自治医科大学内科学講座腎臓内科学部門慢性腎臓病病態寄附講座 教授

山本尚史　　JCHO うつのみや病院腎臓内科・透析センター 診療部長

吉澤寛道　　自治医科大学内科学講座腎臓内科学部門 講師

今井利美　　自治医科大学内科学講座腎臓内科学部門

井上　真　　かわしま内科クリニック 院長

増田貴博　　自治医科大学内科学講座腎臓内科学部門 講師

鈴木倫子　　自治医科大学内科学講座腎臓内科学部門 講師

村上琢哉　　自治医科大学内科学講座腎臓内科学部門

根本　遵　　竹村内科腎クリニック 副院長

清水俊洋　　自治医科大学腎泌尿器外科学講座腎臓外科学部門 講師

森下義幸　　自治医科大学附属さいたま医療センター腎臓内科 教授

菱田英里華　自治医科大学内科学講座腎臓内科学部門 講師

中川早紀　　自治医科大学内科学講座腎臓内科学部門

新里高広　　自治医科大学腎泌尿器外科学講座腎臓外科学部門

大河原　晋　自治医科大学附属さいたま医療センター腎臓内科 教授

安藤康宏　　国際医療福祉大学病院予防医学センター・腎臓内科 病院教授

本書を刊行するにあたり

　透析療法は臓器不全に対する人類の挑戦の記録でもあるが，その歴史は意外に浅い．1926 年 Haas らにより開発されたダイアライザーを用いて初めて人体に使用されたことに端を発する透析療法は，当時，急性腎不全に対する治療方法として数名程度に試みられた．しかし，1 名の生存者をもえることができず，急性腎不全の患者を救命できるようになるのは 1945 年 Kolff らが開発したドラム型透析装置の登場を待たねばならなかった．以降，1960 年代に入り，キールタイプのダイアライザー開発により，急性腎不全だけではなく，慢性腎不全に対しても透析治療が適応となった．1980 年代には中空糸タイプのダイアライザーが開発され，現在行われている透析療法の原型が形成されてきた．今日，重症腎不全の治療法として当然のように行われている透析療法も歴史的にみれば慢性腎不全患者を救命できるようになってから，まだ 60 年程度しか経過していない．しかしながら，この歴史は臓器不全という致命的な状態に陥りながら長期間生存を可能としてきた戦いの歴史ともいえる．心不全，肝不全や呼吸不全など，それぞれの臓器が持つ能力が尽きたとき，未だに人は長期的に生存することが困難で，社会復帰をすることは再生医学の進歩を待たねばならぬ状況である．そのような時代の中で，我々透析医療を専門とする医療従事者は，不全臓器を抱えた患者を医療工学と医学の進歩を両輪として，長期予後改善や患者の社会復帰を可能とし，臓器不全医療に大きな功績を挙げてきた．しかしながら，腎臓はその臓器発生の特異性，複雑性により再生医療の恩恵を受けるまでには，かなりの困難が予想されている．また，本邦における透析患者数は，増加傾向が鈍化してきているとはいえ，2019 年12 月末の時点で 34 万人以上に達している．そのような状況

の中，現在の透析医療を顧みると高齢化や糖尿病性腎症による腎不全患者の増加により，透析導入後の5年生存率は2000年以降，大きな改善が得られていないのも事実である．

　このような状況を鑑み，本書では，生命予後改善に寄与できる透析療法を目指すべく，腎不全診療最前線で日々従事されている経験豊かな専門医に執筆を賜った．本書は，1979年，自治医大初代透析センター長，後に腎臓内科学講座初代教授に就任された浅野泰名誉教授の頃より培い，2代目草野英二名誉教授から現在に至るまで脈々と引き継がれてきた，自治医科大学腎臓センターの治療経験を礎とし，最新の診療ガイドラインや新規開発治療法に関する知見を盛り込み構成されている．専門医師のみならず透析療法初学者やメディカル・スタッフにも，できるだけ理解しやすい記載，構成を心がけ，より多くの透析療法従事者の役に立つよう，自治医科大学開学よりのモットーである「医療の谷間に灯をともす」書として上梓した．また，本書が，来る2022年，自治医科大学開学50周年を目前としたこの時期に発刊されることは我々にとって感慨一入である．

　最後に，COVID-19感染症が猛威を振るう中，本書の執筆を御快諾頂いた先生方各位に心より感謝の言葉を贈るとともに，このような環境の中で，熱心に編集作業を行って頂きました，編集部の笹形佑子様，上岡里織様，歌川まどか様や，このような好機を与えて頂きました中外医学社に深謝申し上げます．

　2021年6月

齋藤　修

目　次

1. 腎代替療法

1 ▶ 導入の基準

▐ POINT ▐

● CKD ステージ G3 期より腎臓専門医への紹介が望ましく,透析導入 6 カ月未満の患者では導入後の生命予後が不良である.

● 腎代替療法の早期導入は必ずしも導入後の予後改善にはつながらないため,保存期腎不全の治療を十分に行う必要がある.

● 透析導入は検査値だけではなく,臨床症状や日常生活制限も評価することが必要である.

● 腎移植による腎代替療法導入が選択された場合は先行的腎移植を行う必要があるため,遅くても G4 期までには腎移植医に生体腎移植の可否について検討してもらう.

● 生命予後に基づいた検討では,血液透析導入例は eGFR 2〜8mL/分/1.73m^2,腹膜透析では保存期腎不全治療抵抗例は eGFR 15mL/分/1.73m^2,それ以外は 6mL/分/1.73m^2 での導入が最も予後良好である.

概略	・末期腎不全 (end stage kidney disease: ESKD) の状態では,GFR の低下により,腎臓による体液,電解質,酸塩基平衡の恒常性が破綻をきたし,生命の維持が困難な状況に陥る.このため,ESKD では,これまでの腎機能低下を抑制する治療に加え,腎機能を補う薬物,食事療法が必要となる.具体的には,1. 利尿薬による水,電解質排泄促進,2. 重炭酸イオン補充による代謝性アシドーシスの改善,3. 食事療法によるたんぱく質,カリウム,塩分制限,4. 腎性貧血に対する治療などが必要である.これらの治療の詳細については『腎臓内科グリーンノート』に記載されているので本稿では省略する.

・一方で,ESKD の原因となった基礎疾患に随伴する症状が腎機能低下に伴い,より顕在化し,特に糖尿病や心血管系合併症を伴う患者では非合併患者に比べ相対死亡率が 2〜3 倍高くなる[1].このため,ESKD では,腎不全の状態と腎不全原因疾患の合併症が及ぼす全身状態を考慮して,いずれも治療する必要がある.さらに,腎代替療法を行うにあたり,患者自身の全身状態,選択された腎代替療法の種類や社会的状況などにより導入時期が異なってくる.特に CKD ステージ 4・5 期では腎臓専門医による定期的な外来診療やコンサルテーションを行うことが,腎代替療法開始後の生命予後に大きく影響を与えることが報告されており[1],単に腎代替療法の開始時期を決定するのみではなく,腎臓専門医による腎不全合

併症の早期診断，治療が重要となってくる．本稿ではこのような背景を踏まえ，腎臓専門医への紹介時期と腎代替療法導入時期と導入基準に分けて解説する．

腎臓専門医紹介時期

- 2013年の「CKD診療ガイドライン」ではステージG4・5期の患者は腎臓専門外来あるいは，腎臓専門医によるコンサルテーションを開始することが推奨されていたが，2018年のガイドラインでは，G3期以降，遅くてもG4期になった段階での腎臓専門医への紹介が推奨されている[2]．また，この時期には患者本人はもとより家族に対しても，移植，血液透析，腹膜透析それぞれの腎代替療法について十分な説明が必要になる．

- 近年，透析拒否に関して問題となるようなケースが報道されているが，透析拒否では透析継続拒否と透析導入拒否は異なることに留意する必要がある．CKDステージG4・5期では少なからぬ症例が重篤な自覚症状がなく，日常生活の継続が可能な状態を維持できている．このような時期に腎代替療法の選択を患者や家族に促すことは腎臓専門医でも時間を要する．このため，療法選択の情報提供と同時に，保存期腎不全に対する治療に尽力することで，患者や家族との信頼関係の構築が必要になってくる．また，説明時に透析導入拒否を宣言している患者，家族でも，実際にうっ血性心不全などによる重度の呼吸困難や重篤な高カリウム血症が生じた場合は，透析導入を希望されるケースが多い．このため，現時点では透析導入拒否の患者であっても，保存期腎不全に対する治療が必要な段階から腎臓専門医に紹介することは重要で，療法選択については常に変更可能な患者の意思決定であることを医療者側は留意するべきである．

腎代替療法導入基準

腎代替療法の導入基準はどのような治療方法を選択するかにより，導入時期が異なってくる．このため，本稿では腎代替療法を腎移植と透析療法に大別し述べる．

1）腎移植

- 腎移植における腎代替療法の計画的導入は，生体腎移植に限定される．献腎移植の場合でも，制度の改定に伴い透析導入前のレシピエント登録は可能となっている．しかし，腎移植登録から移植可能となる時期が予期できず，献腎移植による腎代替療法導入は現実的に不可能である．このため，患者が献腎移植を希望する場合でもESKDの腎代替療法としてまずは透析療法による治療を行う必要

JCOPY 498-22470

がある．一方，生体腎移植についてはドナーの選定など必要な術前検査を行っている状態では，必ずしも透析施行後に移植を行う必要はなく，透析未導入で生体腎移植を行う先行的腎移植（preemptive kidney transplantation: PEKT）による腎代替療法が可能である．海外での報告では先行的腎移植が透析導入後腎移植に比べ腎予後，生命予後が良いとの報告もあるが，本邦では透析療法による治療成績が海外より良好であることから先行的腎移植と透析導入後生体腎移植では腎予後や生命予後に有意差は見られていない．生体腎移植のドナー選定基準や移植時期については「6章 腎移植」を参照されたい．

2）透析療法

透析療法は血液透析と腹膜透析に大別され，それぞれの治療法の特徴により導入時期や基準が多少異なるので個々に分けて述べる．

a. 血液透析

- わが国では 1991 年度厚生科学研究，腎不全医療研究班による慢性腎不全導入基準が策定され現在に至るまで，この基準をもとに透析導入が行われている 表1．この基準では，1. 臨床症状，2. 腎機能，3. 日常生活障害度の 3 項目に分けて，それぞれ 30 点満点で評価し，さらに 10 歳未満の年少者，65 歳以上の高齢者，全身血管合併症がある場合は 10 点追加し計 100 点で評価し，合計 60 点以上を透析導入の基準としている．この基準をもとに行われた 1991 年上半期の本邦での透析導入患者 1254 名を対象とした調査では，平均導入点数 78.4点で 96.9％の患者が 60 点以上の基準を満たしていた．しかし，策定から 15 年経過した 2006 年の調査結果では 60 点以上の導入例は 77.6％に減少している．また，2006 年の検討では透析導入時の点数が高値な例ほど 1年予後が悪いことが明らかになった．さらに，現行基準では血清 Cr 値やクレアチニン・クリアランスを腎機能の評価因子として用いており，eGFR や，75 歳以上の高齢者，性別などは腎機能の評価項目に含まれていない．また，透析導入患者の高齢化や糖尿病性腎症の増加などの現状から，このようなリスクの高い患者に対しても考慮した新たな導入基準の策定が必要と考えられている．
- 腎機能と透析導入時期については，早期導入がよいかどうかの検討が多数なされており，メタアナリシスの結果では，早期導入の全死亡に対するハザードレシオ（HR）は 1.33（1.18〜1.49）と有意に高く，eGFR が 1mL/分

表1 透析導入の基準

Ⅰ. 臨床症状

1. 体液貯留（全身浮腫，高度の低蛋白血症，肺水腫）
2. 体液異常（管理不能の電解質・酸塩基平衡異常）
3. 消化器症状（悪心，嘔吐，食欲不振，下痢など）
4. 循環器症状（重篤な高血圧，心不全，心膜炎）
5. 神経症状（中枢・末梢神経障害，精神障害）
6. 血液異常（高度の貧血症状，出血傾向）
7. 視力障害（尿毒症性網膜症，糖尿病網膜症）

これらの1～7項目のうち3つ以上のものを高度（30点），2つを中等度（20点），1つを軽度（10点）とする.

Ⅱ. 腎機能

血清クレアチニン (mg/dL)	クレアチニン・クリアランス (mL/分/1.73m^2)	点数
8 以上	10 未満	30
5～8	10～20	20
3～5	20～30	10

Ⅲ. 日常生活障害度

尿毒症症状のため起床できない（高度）	30
日常生活が著しく制限される（中等度）	20
通勤・通学・家庭内労働が困難（軽度）	10

Ⅰ・Ⅱ・Ⅲのそれぞの点数の合計60点以上を透析導入とする. ただし，年少者（10歳未満），高齢者（65歳以上），全身血管合併症がある場合については，それぞれ10点を加算して考慮する.

(厚生科学研究，腎不全医療研究班による慢性腎不全導入基準. 1991)

/1.73m^2 増えるごとに3%の死亡率増加に繋がることが明らかとなった[3]. また，本邦での後方視的観察研究ではeGFR 2～8mL/分/1.73m^2 での導入が最も予後良好であることが判明している[4]. 溢水や尿毒症症状が顕著な例では，eGFRに固執せず早期導入を考慮する必要があるが，保存期腎不全の加療が奏効して腎不全合併症が管理できている症例についてはeGFR 2～8mL/分/1.73m^2 までは保存期腎不全の継続が望ましいと考えられている **図1**.

b. 腹膜透析

- 腹膜透析は，わが国では導入率が腎代替療法全体の4%未満であり，本邦に特化した腹膜透析導入期検討に対する大規模研究は未だ行われていない. このため，「腹膜透析ガイドライン2019」では海外での研究結果をもとに導入時期を推奨している. これまでの研究結果からは前向き観察研究においてeGFRが5.0～10.0mL/分/1.73m^2 でPDに導入した患者群ではeGFR 5mL/分/1.73m^2 以下や，10.0mL/分/1.73m^2 以上での導入群

JCOPY 498-22470

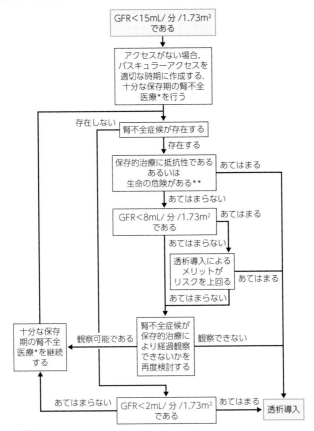

図 1　血液透析導入の判断

GFR だけではなく，腎不全症候の有無，保存的治療への反応性を考慮し，透析導入に伴う利点・欠点を判断し，透析導入時期を決定する．

*：多職種による包括的な医療をさす．
**：高カリウム血症，うっ血性心不全の存在，高度アシドーシス，尿毒症による脳症，心膜炎など
(日本透析医学会．維持血液透析ガイドライン　血液透析導入．日透析医学会誌．2013; 46: 1138)

と比べ生命予後が良好であった[6]．また，ランダム化比較試験では早期開始群（eGFR 10~14mL/分/1.73m^2）と晩期開始群（eGFR 5~7mL/分/1.73m^2）では生命予後に有意な差を認めなかった[7]．これらの結果からわが国のガイドラインでは保存的治療に抵抗性の心不全，栄養障害，循環器障害，電解質異常，酸塩基へ移行障害な

表2 腹膜透析導入基準

1. CKDステージG5（GFR 15.0mL/分/1.73m² 未満）の患者で, 保存的治療に抵抗性の臨床症状*が出現した場合に, 透析導入を考慮する.

2. 保存的治療継続が可能な場合でも, GFR<6.0mL/分/1.73m² では, 透析導入を考慮する.

*保存的治療に抵抗性の臨床症状とは, 投薬や食事療法などによる治療法を用いても改善困難となった以下の症状を示す.
・体液貯留（浮腫, 胸水, 腹水）
・栄養障害
・循環器症状（呼吸困難, 息切れ, 心不全, 高血圧）
・腎性貧血
・電解質異常（低カルシウム血症, 高カリウム血症, 低ナトリウム血症, 高リン血症）
・酸塩基平衡異常（代謝性アシドーシス）
・消化器症状（吐き気, 嘔吐, 食欲不振）
・神経症状（意識障害, けいれん, しびれ）

（日本透析医学会, 編. 腹膜透析ガイドライン 2019. 東京: 医学図書出版; 2019[7]）より作成）

どが生じた場合は eGFR 15mL/分/1.73m² 未満の患者では, 腹膜透析導入を考慮し, 無症状の患者の場合にも 6mL/分/1.73m² では PD 導入を考慮することが推奨されている[8] 表2.

予後

・CKDステージG4期からの早期腎代替療法導入の予後改善は証明されていない. また, 腎代替療法による治療に先行し保存的腎不全治療を行うことは残存腎機能のみならず, 心血管合併症や生命予後に対しても有効である. このような治療に精通している腎臓専門医への紹介が遅れ, 透析導入前6カ月未満で紹介となった患者の生命予後は不良であることに留意する必要がある.

■文献

1) Nakamura S, Nakata H, Yoshihara F, et al. Effect of early nephrology referral on the initiation of hemodialysis and survival in patients with chronic kidney disease and cardiovascular diseases. Circ J. 2007; 71: 511-6
2) 日本腎臓学会, 編. エビデンスに基づく CKD 診療ガイドライン 2018. 東京: 東京医学社; 2018.
3) Susantitaphong P, Altamimi S, Ashkar M, et al. GFR at initiation of dialysis and mortality in CKD: a meta-analysis. Am J Kidney Dis. 2012; 59: 829-40.
4) Yamagata K, Nakai S, Iseki K, et al. Late dialysis start did not affect long-term outcome in Japanese dialysis patients; Long-term prognosis from JSDT registry. Ther Apher Dial. 2012; 16: 111-20.
5) 土井俊樹, 佐田憲映, 西野克彦, 他; 腎・透析医のための臨

床研究デザイン塾予後予測ツール開発プロジェクトグループ．透析導入基準（旧厚生省研究班作成）を透析医はいかに使用し，また評価しているか？　日透析医学会誌．2009；42: 879-84.

6) Kim HW, Kim SH, Kim YO, et al. The impact of timing of dialysis initiation on mortality in patients with peritoneal dialysis. Perit Dial Int. 2015; 35: 703-11.

7) Johnson DW, Wong MG, Cooper BA, et al. Effect of timing of dialysis commencement on clinical outcomes of patients with planned initiation of peritoneal dialysis in the IDEAL trial. Perit Dial Int. 2012; 32: 595-604.

8) 日本透析医学会，編．腹膜透析ガイドライン 2019．東京: 医学図書出版；2019.

〈齋藤 修〉

2 ▶ 種類とその基本

■ POINT ■

● 慢性腎臓病が不可逆的に進行し末期腎不全に至ると，生命維持のために腎代替療法が必要になる．

● 腎代替療法は，透析療法と腎移植の2種類に大別され，透析療法はさらに血液透析療法と腹膜透析療法に分かれる．

● 腎移植は，生体腎ドナーから提供される腎を利用する生体腎移植と，献腎移植に大別され，献腎移植はさらに献腎時のドナーの状況により，心停止下腎移植と脳死下腎移植に分けられる．

腎代替療法とは	・急性腎障害の慢性化を含めたさまざまな腎機能異常に起因した慢性腎臓病が不可逆的に進行し末期腎不全に至ると，生体外への老廃物の排泄が不十分となり，浮腫や倦怠感，食欲低下，吐き気，頭痛などを伴った尿毒症症状発現に至る．尿毒症による生命維持の危機を回避するためには腎代替療法が必要となる．現在，実際の臨床の場において適用可能な腎代替療法は，透析療法と腎移植の2種類に大別され，透析療法はさらに血液透析療法と腹膜透析療法に分かれる．

・わが国において慢性透析療法を受けている患者総数は2018年12月現在，339,841人で，これは国民372人に対し1人に相当し，同年における新規透析導入患者数は40,468人となっている．透析患者数はこれまで年々増加傾向にあり，2018年は前年比で5,336人増であったが，近年患者数の伸びは鈍化しており，将来的には患者数の減少が近年の研究で予想されている．

・一方，腎移植は2017年の1年間に1,742件施行されており，その内訳は生体腎移植1,544例，心停止下献腎移植65例，脳死下献腎移植113例となっている．移植件数が減少傾向にあった期間が過去数年間存在したものの近年は増加傾向にあり，2006年以降は年間1,000例を超えている．

・本稿は，これら腎代替療法の種類やその基本についての概説にとどめるため，詳細については別項〔3章　慢性透析患者の管理（血液透析編），4章　慢性透析患者の管理（腹膜透析編），6章　腎移植〕を参照願いたい．

透析療法とは	・透析療法とは，腎機能が廃絶し体内の恒常性を失った末期腎不全患者に適用される血液浄化法で，体外循環技術

A. 拡散

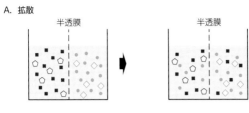

B. 限外濾過

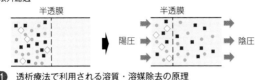

図1 透析療法で利用される溶質・溶媒除去の原理

を利用した血液透析療法や腹膜灌流法を用いた腹膜透析療法に大別される．いずれかの成分のみを選択的に通過させ，他の成分は通過させない特性を持つ半透膜を介した濃度勾配に従って膜透過性のある溶質が移動する拡散や，圧勾配に従って膜透過性のある溶質が溶媒とともに移動する限外濾過 **図1** といった物理化学的原理を利用し，体内に貯留した尿毒素や水・電解質を除去することにより治療効果を発揮する．

1）血液透析療法

- 血液透析療法は，最も多く実施されている腎代替療法であり，2018年末時点で，慢性透析患者平均透析歴は男性6.8年，女性8.3年，全体で7.34年であり，透析歴5年未満が全体の約48％を占める一方で，透析歴が20年以上に及ぶ患者の割合は8.4％，30年以上は2.2％，40年以上は0.3％となっており，最長透析歴は50年4カ月に達している．血液透析療法実施にあたっては，内シャントなどのバスキュラーアクセスの確保が必要で，1分間に200〜250mL程度の血液を週に3回，4〜5時間体外循環させ，ダイアライザーとよばれる人工腎臓装置にて，透析液との間で主に拡散の原理を利用して血液を浄化する **図2** ．血液浄化により除去される物質は小分子量物質，中分子量物質，大分子量物質と分子量の大きさによりさまざまであるが，拡散による溶質移動速度は分子量が大きくなるにつれて低下するため，血液透析療法においては尿素やクレアチニン，カリウムといった小分子除去能が高く，中分子や大分子物質の除去効率

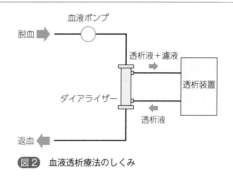

図2 血液透析療法のしくみ

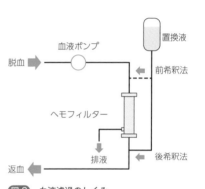

図3 血液濾過のしくみ

は低い．中分子量以上の物質除去を増やすことを目的として，透析液を用いず限外濾過の原理で水分や老廃物の除去を行う血液濾過法（**図3**）による治療が選択される場合もあるが，循環動態が不安定な症例や不均衡症候群回避，脳浮腫症例などに適用は限られている．一方，血液透析療法と血液濾過法を組み合わせて，その両者の長所を取り入れつつ，欠点を補う目的で考案された血液濾過透析法（**図4**）は，当初透析困難症や透析アミロイドーシス症例にその適用が限られていた．しかしながら，近年ではすべての透析患者において実施可能となったことと相まって，透析治療を継続する上でしばしば問題となる皮膚瘙痒やレストレスレッグ症候群の症状緩和策として活躍する機会も広がっており，本療法の臨床的有用性に関する知見が蓄積しつつある．また，新しい血液透析

10

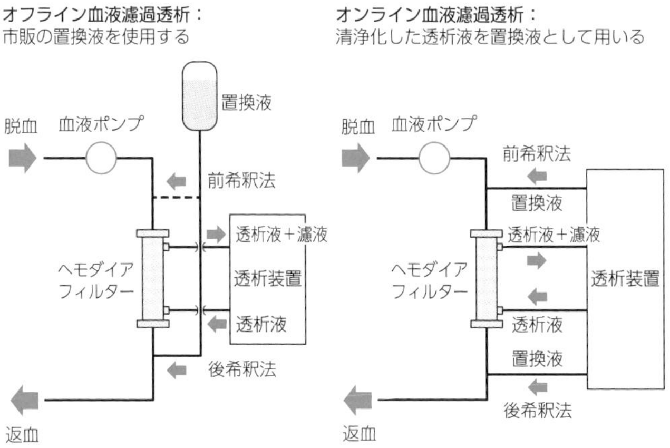

オフライン血液濾過透析：
市販の置換液を使用する

オンライン血液濾過透析：
清浄化した透析液を置換として用いる

図 4 血液濾過透析のしくみ

療法の治療形態として，平成 10 年に保険収載された在宅血液透析療法がある．自宅に透析装置を設置し，家族など介助者の補助を得ながら在宅にて透析療法を行うものであり，透析施行回数や時間の制約が少なく，週 3 回の施設透析症例との比較において良好な生存率が示されており，今後の普及が期待されている．しかしながら，穿刺などの医療行為は患者自身で行わなければならず，対象者自身による相応の自己管理能力が求められたり教育の時間を要したりする他，初期費用などの問題もあり，2018 年末における在宅血液透析患者数は約 720 人程度にとどまっている．

2）腹膜透析療法

- 腹膜透析療法は，生体膜である腹膜を透析膜として利用する腎代替療法である．腹腔内へ透析液を注入し一定時間貯留させ，腹膜を介して形成される溶質濃度勾配を利用して溶質を除去し，透析液に添加された浸透圧物質によって形成される浸透圧差を利用して除水を行う．腹膜透析療法を行うにあたり，腹膜透析カテーテルの腹腔内への挿入，腹壁への留置が必要となるが，持続的かつ緩徐に行う治療法であり，血液透析療法と異なって体外循環を行わないことから心血管系への負担も少ない穏やかな透析療法であり，残存腎機能の維持にも優れている点が大きな特徴である．透析液バッグと腹膜透析カテーテルの接続・切り離し作業やバッグ交換は，手動で行う場

合と専用の機械を用いて行う場合とがある．自宅での実施が前提であり，透析治療開始後の生活パターンの変化を最小限に抑えることが可能であるほか，食事制限が血液透析療法施行時と比較して緩やかであることも本療法の利点である．腹壁や腹腔内が治療すべき状態にある場合は腹膜透析療法の実施が困難である場合もあるが，在宅治療であるという点で就学者や就労者，高齢者などがよい適応になるものと思われる．しかし，長期にわたる腹膜透析療法の実施継続により，腹膜が劣化し癒着性イレウスを惹起する被嚢性腹膜硬化症の発症が懸念されるため，本療法が永続治療として用いられることは少なく，実施期間も概ね5〜7年程度に限られている．

腎移植

• 腎移植は，生体腎ドナーから提供される腎を利用する生体腎移植と，献腎移植に大別され，献腎移植はさらに献腎時のドナーの状況により，心停止下腎移植と脳死下腎移植に分けられる．献腎移植例が少ないわが国では，生体腎移植症例の割合が高く，1964年に第1例が施行されている．免疫抑制薬や移植医療技術の進歩とともに，夫婦間などの非血縁間の移植やABO血液型不適合移植も行われるようになり，移植件数は徐々にではあるが増加している．腎移植予後も向上しており，生体腎移植の移植腎生着率は海外症例を対象とした調査において5年で約85%，10年で約70%と報告されている．本邦においても同様の成績が報告されており，特に2000年以降は5年移植腎生着率が90%以上となるなど，きわめて良好な治療成績が示されている．いうまでもなく，生体腎移植ドナーには医学的メリットがあるわけではなく，健常である生体腎移植ドナーに侵襲を及ぼすような医療行為自体が望ましくないという医療の基本的立場から，日本移植学会の「生体腎移植ガイドラン」では，生体腎移植ドナーを原則として6親等以内の血族と配偶者，および3親等以内の姻族に限定している．一方腎移植は，透析治療を経過してから実施するのが本来一般的であったが，透析治療を経ずに移植を行う先行的腎移植が，末期腎不全症例の長期予後に影響を及ぼす心血管障害が回避できる可能性があるという点で近年注目されている．望ましい移植タイミングの確立など解決すべき課題が多いが，先行的腎移植症例は今後ますます増加していくものと思われる．

JCOPY 498-22470

■文献

1) 中井 滋，若井建志，山縣邦弘，他．わが国の慢性維持透析人口将来推計の試み．透析会誌．2012；45：599-613.
2) 新田孝作，政金生人，花房規男，他．わが国の慢性透析療法の現況（2018年12月31日現在）．透析会誌．2019；52：679-754.
3) 秋澤忠男，水口 潤，友 雅司，他．維持血液透析ガイドライン 血液透析導入．透析会誌．2013；46：1107-55.
4) 日本透析医学会，編．腹膜透析ガイドライン2019．東京：医学図書出版；2019.
5) Pauly RP, Gill JS, Rose CL, et al. Survival among nocturnal home haemodialysis patients compared to kidney transplant recipients. Nephrol Dial Transplant. 2009; 24: 2915-9.
6) Nesrallah GE, Lindsay RM, Cuerden MS, et al. Intensive hemodialysis associates with improved survival compared with conventional hemodialysis. J Am Soc Nephrol. 2012; 23: 696-705.
7) 日本移植学会．生体腎移植ガイドライン．https://www.jscrt.jp/wp-content/themes/jscrt/pdf/guideline/guideline3.pdf（最終閲覧日：2020年4月16日）
8) 吉田克法，米田竜生．先行的腎移植．透析会誌．2016；49：743-50.

〈秋元 哲〉

3 ▶ 療法選択の際の shared decision making（SDM）の重要性

POINT

● わが国の腎代替療法の大半は血液透析療法であり，腹膜透析や腎移植を選択する患者比率が諸外国と比べ著しく低い.

● 患者の価値観や生活状況を踏まえて，最善と思われる治療法を選択するためのプロセスである SDM の重要性が近年注目されている.

● 腎代替療法の選択過程において SDM の実践が普及することにより，患者にとってよりよい腎代替療法の選択が可能となるのみならず，診療の質の改善や患者満足度の向上にも繋がることが期待される.

**腎代替療法の
選択**

・血液透析や腹膜透析などを含めた透析療法と腎移植の2種類に大別される腎代替療法は，末期腎不全に起因したさまざまな臨床上の問題を可能な限り少なくし，生活の質を保ちながら良好な長期予後を確保することを目的としており，各々の治療法を組み合わせた包括的管理の重要性も近年認識されるようになってきた **図1**．これまでの研究では，透析導入前に腎臓移植を行う先行的腎移植が透析療法と比較して生活の質や生命予後が良好であることや，透析療法開始後の短期的生命予後は血液透析よりも腹膜透析で良好ではあるものの，長期間の観察では腹膜透析の優位性は消失し両者間の差は消失することなどが明らかにされており，各々の治療法が有している

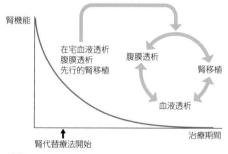

図1 包括的腎代替療法の概念

(Mendelssohn DC, et al. Perit Dial Int. 2002；22：5-8[1]，Nesrallah G, et al. Hemodial Int. 2006；10：143-51[2]，中山昌明，他. 日腎誌. 2013；55：493-7[3]）より作成)

固有の利点や問題点に関する知見が確実に蓄積してきている.

- 本邦の腎不全治療の特徴として，血液透析療法が末期腎不全治療の大半を占め，腹膜透析や腎移植を選択する患者比率が諸外国と比較して著しく低いことが指摘されている. わが国における腹膜透析患者数は1980年代に増加したものの，1990年代以降は10,000人を超えない程度で推移し，長らく3%台に維持されていた全透析患者における腹膜透析患者の割合も，2018年の統計調査では2.8%となっている. この数値は，腹膜透析患者の割合が1割から2割を占める欧米諸国や日本以外のアジア諸国と比較して明らかに低値である. 一方，日本における腎移植治療はすでに30年以上の実績があり，移植件数自体も近年増加傾向にある. しかしながら，人口100万人あたりの腎移植件数 表1 や腎移植件数に占める献腎移植件数の割合が世界と比較して非常に少ない結果となっている. このような傾向に至る要因としては，わが国における血液透析療法の治療実績が良好であることや，腎移植ドナーの不足などが考えられるが，特定の手段に固執せずに患者が自身にとって最適な腎代替療法を選択できるような環境整備が不十分である可能性も考慮する必要がある. 実際，透析医療機関を対象にした腎代替療法の情報提供に関するアンケート調査では，自施設で行っている治療情報については十分に提供しているものの，経験が乏しい治療法に関しては不十分であるという傾向が明らかにされた. 同様に，腹膜透析療法の問題点を明らかにすることを目的として行われた調査においても，腹膜透析患者数が増加しない理由として，腹膜透析に関する情報提供が実臨床の場において十分に行われていないことを多くの医療従事者が指摘していること

表1 2016年における世界の年間腎移植件数（上位5カ国と日本）

メキシコ	79
スペイン	64
米国	62
オランダ	59
フランス	54
日本	13

人口100万人あたり
（日本移植学会. データでみる臓器移植[6]より作成）

が示された.

療法選択と SDM

- 日常臨床における治療方針決定の代表的アプローチは，医療者が過去の経験や最新の知見に基づき何が最善かを判断するパターナリズム，患者に選択肢や情報を医療者が提示して，患者が自己責任で意思を決定するインフォームドアプローチ，医療者からの情報とともに，患者からの情報も含め，互いの価値観を把握したうえで，協働して患者にとっての最善策を決定する SDM の 3 つに大別される．治療効果の確実性や侵襲度，リスク，治療オプションの有無等でいずれのアプローチが適切であるのかが異なってくる．治療の有用性が明らかで，合併症のリスクが少ないながら迅速な決断が要求される場合はパターナリズムが妥当と考えられる．一方，最善な治療法が明確化されておらず，種々の治療法が存在する場合にはインフォームドアプローチが選択される場合が多いものと思われる．しかしながら，患者やその家族が提供された情報を正しく理解し，自ら意思を決定することは容易ではないことも少なくないのみならず，医療者が最善と考える選択が患者にとっては最良であるとも限らない．こうした背景から，医学的状況だけではなく，患者の価値観や生活状況を踏まえて，患者とその家族，医療者のいずれにとっても最善と思われる治療法を選択するためのプロセスである SDM の重要性が近年注目されるようになり，がん医療や末期腎不全治療の場において普及しつつある．実際，同じ年齢，性別，原疾患を持つ末期腎不全患者であっても，いずれの治療法がその患者や家族にとって最善であるのかといった点については，日々の生活状況や生きがい，人生観，ライフステージなどによって異なっているであろうことが容易に想像され，腎代替療法の選択決定プロセスとして SDM を実践することも国内外のガイドラインで提唱されるに至っている.
- 多くの医療者，研究者，患者，市民が SDM の概念に賛同しており，いくつかの項目がその基本要素として取り上げられている 表2 ．医療者と患者が協働して治療法を決定していく SDM の実践過程は必ずしも一律ではないが，SDM の普及により，決定が困難な臨床的決断を容易にし，診療の質の改善や患者満足度の向上や医療費の軽減にも繋がることが期待される．腎代替療法の選択決定過程における SDM の実践により，腹膜透析や腎移植を選択する患者数が増加する可能性があるほか，保存

16

表2 SDM の基本要素

1. 問題を定義・説明する
2. 選択肢を提示する
3. 利点・欠点・費用を話し合う
4. 患者の価値観や意向を確認する
5. 患者の能力・自己効力に関して話し合う
6. 医師の知識と推奨
7. 患者の理解を確認
8. 治療決定ないし延期
9. フォローアップ予約

(小松康宏. 臨床透析. 2019; 35: 1343-8[9]), Makoul G, et al. Patient Educ Couns. 2006: 60: 301-12[10]) より作成)

1
腎代替療法

期腎不全期における患者教育や治療法の選択が適切なタイミングで実施された場合には，透析治療の開始時期の遅延や，治療遵守度や生命予後の向上も期待できるのではないかと思われる.

SDM のプロセスと実践における課題

• 医療提供者と患者がさまざまな情報をもとに，最良の治療法を選択していく SDM の過程の概要を 図2 に示すが，限られた時間と人的資源の中で，理解力や集中力にも制限がある末期腎不全患者に，腎代替療法選択決定を進めていくことが容易でないことは想像に難くない. 専門職それぞれの役割分担も必ずしも明確化されているわけではないが，医師や看護師，臨床工学技士に加え，栄養士，薬剤師，ソーシャルワーカー，透析患者や移植患者などのピアサポーターをも交えた組織的アプローチによる対応が有用ではないかと考えられる 表3 ．加えて，どのようなタイミングで腎代替療法についての説明を行うべきかに関しての明確なコンセンサスはないものの，少なくとも予想される透析導入時期の 1 年程度前の保存期腎不全の時期から，1 回 15 分程度で複数回行うようにして，患者が腎代替療法に関して十分理解し覚えられるように気遣うことも望まれよう. 言うまでもないことであるが，患者が主体的に自信をもって療法選択を進めるためには，当然ながら患者・医療者間の信頼関係の構築が不可欠であると思われる. 医療者にとっては繰り返し説明していることであっても，患者やその家族が言葉通りに適切に理解しているとは限らない. 健康面での適切な意思決定に必要な健康情報を効果的に活用する能力（ヘルスリテラシー）が低いことや腎臓病に対する

医師と患者による積極的な情報共有
↓
医師は患者の価値観，嗜好を積極的に追及
↓
医師は患者が最善の治療選択できるよう支援
↓
治療法の説明，決定支援ツールの紹介，患者理解度の確認
↓
根拠に基づく医療 (evidence-based medicine) ならびに
医師の個人的経験からの助言・提案
↓
医師と患者による最終的治療選択のコンセンサスへの到達

図2　SDM の過程の概要

（腎臓病 SDM 推進協会. Shared Decision Making〔SDM〕
とは [11] より作成）

表3　腎代替療法選択に関わる多職種の主な役割

職種	役割
腎臓・透析専門医	医学的評価および多職種，患者への説明・環境・治療法選択決定過程を指揮する
看護師	各種腎代替療法の説明・教育，患者理解度・不安・疑問点などの評価およびサポート，治療法選択決定過程の調整
臨床工学技士	各種腎代替療法の説明・教育
栄養士	食事療法に関する助言・説明
薬剤師	薬物療法に関する助言・説明
ソーシャルワーカー	各種社会制度の説明，経済的や社会的・心理的な不安・疑問への対応
透析・移植患者（ピアサポーター）	自身の経験を共有，具体的・現実的な助言
患者本人・家族	自身にとっての優先事項，大切なことを明確化し，不安・疑問点・意向を医療者へ伝える

（小松康宏. 日医誌. 2019; 148: 457-60[13] より作成）

理解不足，併存疾患による体調不良といった患者側の問題への配慮はもちろん，視覚的にも理解しやすい教育資料を用いることも有用であると考えられる．今後，患者教育に対する経済的インセンティブやチーム医療体制の確立など，SDM 実践のためのさらなる環境整備が進むことを期待したい．

■文献

1) Mendelssohn DC, Pierratos A. Reformulating the integrated care concept for the new millennium. Perit Dial Int. 2002; 22: 5-8.
2) Nesrallah G, Mendelssohn DC. Modality options for renal replacement therapy: the integrated care con-

1 腎代替療法

cept revisited. Hemodial Int. 2006; 10: 143-51.

3) 中山昌明, 寺脇博之. CAPD 療法の変遷と PD＋HD 併用療法. 日腎誌. 2013; 55: 493-7.

4) 新田孝作, 政金生人, 花房規男, 他. わが国の慢性透析療法の現況(2018 年 12 月 31 日現在). 透析会誌. 2019; 52: 679-754.

5) 日本移植学会. 臓器移植ファクトブック 2019. http://www.asas.or.jp/jst/pdf/factbook/factbook2019.pdf (最終閲覧日: 2020 年 4 月 16 日)

6) 日本移植学会. データでみる臓器移植. http://www.asas.or.jp/jst/general/number/(最終閲覧日: 2020 年 4 月 16 日)

7) 秋澤忠男, 水口 潤, 友雅 司, 他. 維持血液透析ガイドライン 血液透析導入. 透析会誌. 2013; 46: 1107-55.

8) 中元秀友. 腎代替療法の適切な情報提供. 腎代替療法選択外来の必要性. 日本と世界の腎代替療法の現状. 腎と透析 2018; 85 (別冊 腹膜透析 2018): 43-6.

9) 小松康宏. 様々な療法選択のあり方と共同意思決定. 臨床透析. 2019; 35: 1343-8.

10) Makoul G, Clayman ML. An integrative model of shared decision making in medical encounters. Patient Educ Couns. 2006; 60: 301-12.

11) 腎臓病 SDM 推進協会. Shared Decision Making (SDM) とは. https://www.ckdsdm.jp/sdm/sdm.html(最終閲覧日: 2020 年 4 月 16 日)

12) Stiggelbout AM, Van der Weijden T, De Wit MP, et al. Shared decision making: really putting patients at the centre of healthcare. BMJ. 2012; 344: e256.

13) 小松康宏. 腎代替療法選択におけるチームアプローチ. 日医誌. 2019; 148: 457-60.

14) Sørensen K, Van den Broucke S, Fullam J, et al. Health literacy and public health: a systematic review and integration of definitions and models. BMC Public Health. 2012; 12: 80.

〈秋元 哲〉

1 ▶ 血液浄化療法の種類と基本

POINT

● 小分子物質の除去には透析を，中分子物質の除去には濾過を選択する.
● 透析膜は透析性能，生体適合性，吸着能を考慮し選択する.
● 出血性リスクの高い症例では，抗凝固薬にメシル酸ナファモスタットを使用する.

<table>
<tr><td>血液浄化療法の
原理</td><td>

・急性血液浄化療法（腎代替療法 renal replacement therapy: RRT）の原理は基本的に慢性腎不全の治療としての血液浄化と同じである.
1) 透析（dialysis）
・半透膜を介して 2 つの溶液が接したとき，お互いの濃度が等しくなるように溶質はその濃度が高いほうから低いほうへ移動する 図1a . この現象を拡散という. ホロファイバー型ダイアライザーでは中空糸膜を介して血液と透析液が接することにより，透析液側へカリウム，リン，尿毒症物質などが，血液側へカルシウム，重炭酸が移動する. この拡散の原理を用いるのが透析である.

</td></tr>
</table>

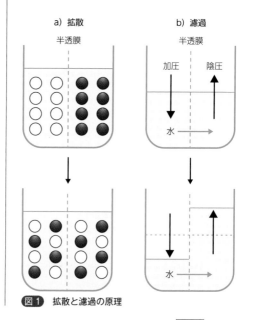

図1 拡散と濾過の原理

2）濾過（filtration）

- 半透膜を介して左側溶液に陽圧をかけるか，右側溶液に陰圧をかけることにより，溶液の移動が起きる（図1b）．この現象を濾過という．血液透析では，血液側に陽圧をかけるか，透析液側に陰圧をかけることにより生じる濾過は限外濾過（ultrafiltration）といい，血液側からの除水が起こる.

3）吸着（absorption）

- 吸着とは，ある固体に接している気相または液相中の溶質が，その固体表面において濃縮する現象である．この現象は，被吸着質と吸着材との間に分子間作用力が働くことにより生ずる.

血液浄化療法の種類

- 血液浄化療法の原理による種類を 表1 に示す．血液透析（hemodialysis：HD）は，小分子物質の除去，水分の除去，電解質の補正を目的とする．血液濾過（hemofiltration：HF）は，中分子物質の除去，低分子蛋白の除去を目的とする．血液濾過透析（hemodiafiltration：HDF）は，HDの小分子物質の除去，HFの中分子物質および低分子蛋白の除去を合わせもつ治療法である．これらは間欠的に血液浄化療法（intermittent RRT：IRRT）を行うのに対して，24時間持続的での血液浄化療法（continuous RRT：CRRT）は，それぞれ（continuous）HD（CHD），CHF，CHDFとなり，専用の装置にて行われる．血漿交換および血液吸着は，特殊血液浄化療法として分類される.

血液浄化療法の設定

1）透析膜

- 透析膜はその素材から大きくセルロース系膜と合成高分子系膜に分けられ，透析性能，生体適合性，吸着能が異

表1　血液浄化療法の種類

血液透析（hemodialysis：HD）	血液透析：HD 持続血液透析：CHD（continuous HD）
血液濾過（hemofiltration：HF）	血液濾過：HF 持続血液濾過：CHF（continuous HF）
血液濾過透析（hemodiafiltration：HDF）	血液濾過透析：HDF 持続血液濾過透析：CHDF（continuous HDF）
血漿交換（plasm exchange：PE）	血漿交換：PE 二重濾過血漿交換：DFPP（double filtration plasmaphresis）
血液吸着（hemoadsorption）	直接血液吸着：DHP（direct hemoperfusion） 血漿吸着：PA（plasma adsorption）

なる.

a. セルロース系膜

- 再生セルロース（RC）膜
- 表面改質（MRC）膜：水酸基をマスキングすることにより RC 生体適合性を改善している.
- 酢酸セルロース（CA, CTA）膜：水酸基の一部をアセチル化に置換することで生体適合性が向上し，膜厚を薄く保つことで溶質透過性，疎水性も向上している.

b. 合成高分子系膜：疎水系の膜が多く，生体適合性に優れる．低分子蛋白の除去能に優れる.

- ポリアクリルニトリル（PAN）：AN69 膜は陰性荷電が強く ACE 阻害薬（ACEI）併用下で使用すると血中ブラジキニン上昇によるアナフィラキシーショックを起こすことが知られており併用は禁忌である.
- ポリメチルメタクリレート（PMMA）：β2-ミクログロブリン（MG）やサイトカインに対する吸着性がある.
- ポリスルホン（PS）：生体適合性がよく，小分子物質からβ2-MG などの低分子蛋白質の除去性能に優れている.
- エチレンビニルアルコール（EVAL）：血小板系，凝固系に対する影響が少なく抗血栓性に優れている.
- ポリエステル系ポリマーアロイ（PEPA）：低分子物質の除去に優れ，エンドトキシン吸着能を有する.
- CRRT では血液濾過器（ヘモフィルター）として PS 膜が，また敗血症などの治療ではサイトカインに対する吸着性から PMMA 膜もしくは AN69ST 膜を選択することが多い．AN69ST 膜は膜表面をポリエチレンイミンで処理することによりブラジキニン産生を抑制しているが，ACEI 併用下での使用は注意が必要である．膜面積は 1.0m^2 が多いが循環動態が安定しない場合は，さらに小さい膜面積を選択する.

2）抗凝固薬

- 体外循環（透析膜，透析回路）での血液凝固を防止するために，抗凝固薬の使用が必要となる．出血性病変合併例や，CRRT にはメシル酸ナファモスタットを使用する.

a. 未分画ヘパリン（unfractionated heparin: UFH）：分子量は 5000〜30,000Da と幅広い．血液中のアンチトロンビン（AT）Ⅲと活性化凝固第 X 因子およびトロンビンとの結合を促進することにより，強力な凝固作用を示す．半減期は 60〜90 分である．安価である.

- 投与方法：開始時 20〜30U/kg をワンショット投与し，

その後 10〜20U/時で脱血側回路から持続注入する. モニタリングとして活性化部分トロンボプラスチン時間 (activated partial thromboplastin time: APTT) 法や活性化全血凝固時間 (activated clotting time: ACT) 法で，前値の 1.5〜2 倍に延長するよう調整する.

- 副作用: 凝固時間の延長による出血の助長時は，メシル酸ナファモスタットに変更する. ヘパリン起因性血小板減少症 (heparin-induced thrombocytopenia: HIT) がみられると，血栓症や血液浄化回路内に凝固の出現や血小板減少症を生じる. 中性脂肪，遊離脂肪酸が上昇することがある. 拮抗剤としては，プロタミン硫酸塩が用いられる.

b. 低分子ヘパリン (low molecular weight heparin: LMWH): ヘパリンの低分子分画製剤で分子量 2,000〜8,000Da である. 抗トロンビン作用は弱く，抗 Xa 活性作用により凝固を阻止する. 半減期は 120 分前後と長い. ヘパリンに比べ体外循環内の抗凝固作用を保ちながら凝固時間の延長は軽度であるため，軽症の出血性疾患に使用する. ヘパリンより高価である.

- 投与方法: 出血性病変または出血傾向を有する場合，開始時 10〜15U/kg をワンショット投与し，その後 6〜9mg/時で脱血側回路から持続注入する. モニタリングとして APTT 法や ACT 法が使用できない.
- 副作用: ヘパリン同様，HIT により重篤な血栓症を伴うことがある. 出血が助長された場合は，メシル酸ナファモスタットに変更する. UFH と異なりプロタミンでは拮抗できないため，重度の止血困難時には新鮮凍結血漿を輸注する.

c. メシル酸ナファモスタット (NM): 蛋白分解酵素阻害薬であり，血液凝固因子を多段階にて抑制することから抗凝固薬として使用される. 半減期が 5〜8 分と短く，分子量が約 500Da と小さいことから透析で除去されるため，抗凝固作用は主に体外循環内のみに作用する. 出血性病変合併例や，CRRT には NM を使用する. 高価である.

- 投与方法: 開始時投与は行わず，30〜50mg/時で脱血側回路から持続注入する. CRRT では，5%ブドウ糖で NM を溶解し 0.1〜0.5mg/kg/時で脱血側回路から持続注入する. ACT を延長するが，定量性に乏しいため用量の微調整は困難である.
- 副作用: アレルギー反応，アナフィラキシーショック，高カリウム血症，白血球や血小板減少を生じることがある.

表2 RRT モードによる違い

	IRRT		CRRT
	IHD	SLED	CHDF
血液流量 (Qb)	100～200mL/分	100～200mL/分	80～100mL/分
透析流量 (Qd)	500mL/分	200～300mL/分	500mL/時
濾過流量 (Qf)			700～1000mL/時
置換液流量 (Qs)			200～300mL/時

IHD: intermittent HD
SLED: sustained low-efficiency dialysis

AN69 膜や活性炭への吸着性が高いので使用は避ける.

d. **アルガトロバン**: 分子量約 530Da の合成選択的抗トロンビン薬である. 抗凝固作用に AT-Ⅲを介さないため, AT-Ⅲ欠乏かつヘパリン使用では体外循環路内の凝血が改善しない場合や, HIT Ⅱ型患者に適応がある.

- 投与方法: 開始時に 10mg をワンショット投与し, その後 25mg/時で脱血側回路から持続注入する. APTT 法や ACT 法でモニタリングし, 5～40mg/時で投与量を調整する.
- 副作用: 出血性病変または出血傾向を有する患者の血液体外循環時には観察を十分に行い, 出血の増悪がみられた場合には減量または投与を中止する. 出血が助長された場合は, NM に変更する.

3) **血液流量 (Qb), 透析流量 (Qd), 濾過流量 (Qf), 置換液流量 (Qs), 除水量**

- CRRT, IRRT の違いによる Qb, Qd, Qf, Qs を **表2** に示す. CRRT (主に CHDF) の場合, Qb は循環動態を確認しながら 100mL/分に設定することが多い. Qd と Qf を合わせた透析量として KDIGO ガイドラインでは 20～25mL/kg/時を推奨しているが, 本邦では保険上認められているのは 10～15mL/kg/時となっている. 透析液および置換液に使用される血液濾過用補充液としては 15～20L 程度である. 除水量は患者の状態, 輸液量などに応じて適宜設定する. 急性腎障害で腎機能の改善を目的とする場合には利尿薬の併用なども行いながら尿量管理をする. IRRT (主に HD) の場合, Qb 100～200mL/分, Qd 500mL/分とし, Qf は設定しない. 除水に関しては 24 時間かけて緩徐に行う CRRT と異なり, 3～5 時間での除水となる. 肺水腫合併例では, ECUM (extracorporeal ultrafiltration method) を先行することがある.

■文献

1) KDIGO clinical practice guideline for acute kidney injury. Kidney Int. Suppl. 2012; 2: 1-138.
2) AKI（急性腎障害）診療ガイドライン作成委員会, 編. AKI（急性腎障害）診療ガイドライン 2016. 東京: 東京医学社; 2016.
3) 野入英世, 花房規男, 編. CRRT ポケットマニュアル. 2 版. 東京: 医歯薬出版; 2015.

〈山本尚史〉

2

急性血液浄化療法

2 ▶ 急性腎障害に対する適応

■ POINT

● 臨床症状や病態を広く考慮し RRT を開始する.
● 循環動態が安定しているなら IRRT を, 不安定なら CRRT を優先する.
● RRT 終了時期は尿量, 血清クレアチニン値の推移などを参考にする.

・さまざまな病態による急性腎機能障害 (acute kidney injury: AKI) に対しての治療は, 原因疾患の治療が重要であり, 保存的治療でも腎不全の回復が見込めない場合には, 血液浄化療法を検討する. Kidney Disease Improving Global Outcomes: KDIGO による AKI 診療ガイドライン, わが国の AKI 診療ガイドラインにおいても, 体液量, 電解質, 酸塩基平衡の致死的になりうる変化がある場合は速やかに腎代替療法 (renal replacement therapy: RRT) を開始する, と示されている 表1 .

Renal indication と Non-Renal indication

・RRT は腎機能を補助する目的に施行される場合 (renal indication) と, 多臓器不全 (multiple organ dysfunction syndrome: MODS), 特に敗血症や血液浄化が有効な薬物による中毒などにおいて, 多臓器障害を悪化させることが明らかになってきている炎症性サイトカインを除去する目的の場合 (non-renal indication) に分けられる.

持続的腎代替療法と間欠的腎代替療法

・RRT は 24 時間持続腎代替療法 (continuous RRT: CRRT), あるいは連日ないし隔日など持続的ではない間欠的腎代替療法 (intermittent RRT: IRRT) に分けられる. 両者にはそれぞれ長所・短所があり, AKI における優劣が検討されているが, 循環動態が不安定な症例では CRRT を選択する. 高カリウム血症や薬物中毒など短時間で大量の目的物質を除去する必要がある場合は IRRT による高効率 HD を先行させ, その後 CRRT に移行す

表1 緊急 RRT の適応

・利尿薬に反応しない溢水
・高カリウム血症あるいは急速に血清カリウム濃度が上昇する場合
・尿毒症症状 (心膜炎, 原因不明の意識障害など)
・重度代謝性アシドーシス

る．血液浄化療法の技術や機材の進歩にて，ショック，重症心筋梗塞などのきわめて循環動態の不良な多臓器不全症例でも，IRRT が可能な場合もある．この IRRT には，血液透析用装置を用いて単位時間あたりの透析量を低下させ，治療時間を通常の血液透析で行う 4 時間以上（一般的には 6〜10 時間程度），低効率で実施する持続低効率血液透析（sustained low-efficiency dialysis: SLED）も含まれる．各施設のスタッフの技量と経験，そして使用可能な機材の範囲内で，症例ごとに施行可能な方法を選択することが重要である．

急性血液浄化療法の開始時期

- 死亡をアウトカムとした ELIAN trial（2016），AKIKI trial（2016），IDEAL-ICU trial（2018）にあげられる，いくつかの RRT 開始時期について検討した報告はあるものの，いつ RRT を開始するのがよいか明確な結論はでていない．「AKI 診療ガイドライン」でも「AKI に対して早期の血液浄化療法開始が予後を改善するエビデンスは乏しく，臨床症状や病態を広く考慮して開始の時期を決定すべきである」と記されている．Non-renal indication について，その有効性や適応基準など多くの検討課題があるが，少なくとも MODS における AKI では，血液浄化療法の適応は AKI 単独の場合より迅速に判断し，肺水腫，高 K 血症，アシドーシスなど初期の致死的急性合併症が認められたら，早期治療介入を念頭に置くべきである．さらに敗血症性ショックや重症肝不全合併の MODS-AKI では，それぞれエンドトキシン吸着や血漿交換療法の併用も検討する．利尿薬の大量静脈投与を行うも，少なくとも 50mL/時以上の尿産生が維持できなければ，保存的な体液平衡の補正，輸液管理継続は困難であり，血液浄化療法への移行が必要となる．AKI における血液浄化療法の開始時期について筆者らの基準を 表2 に示す．

急性血液浄化療法の終了時期

- RRT の終了時期について明確な指標は示されていないが，尿量，血清クレアチニン値の推移，体液過剰，電解質・代謝異常の改善などを参考に判断する 図1 ．

注意点

- AKI，特に MODS に伴う AKI はきわめて予後不良であり，死亡率は血液浄化療法が普及した現在でも 50%以上といわれている．AKI に RRT を施行する場合には，血圧低下やバスキュラーアクセスのトラブルなどのリスク

表2　AKIにおける血液浄化療法開始時期

① 乏尿3日以上で，原因除去にもかかわらず反応がなく，以下②〜⑥の条件のいくつかを満たす場合

② ループ利尿薬100〜200mg，さらに200mgの静注にもほとんど反応せず，以下③〜⑥の条件のいくつかを満たす場合

③ 悪心，嘔吐，浮腫，肺浮腫，高血圧，脳神経症状などの尿毒症症状が出現し，保存療法により改善しない場合

④ 尿素窒素値: 100mg/dL以上

⑤ 血清K値: 6〜6.5mEq/L以上で，保存療法で改善が認められない場合

⑥ HCO_3^-値: 12〜15mEq/L以下

STOP
Criteria for consideration of RRT Cessation

| clinical **S**TATUS | 除水量が1日尿量を超えない
難治性高カリウム血症を認めない
難治性代謝性アシドーシスを認めない |

| **TIMED** urine
creatinine clearance | >15 mL/分(24時間) |

| urine **OUTPUT** | 尿量>400 mL/24時間
尿量>2,000 mL/24時間(利尿剤使用時) |

図1　RRT終了のめやす

(Kelly YP, et al. Semin Dial. 2019; 32: 205-9[4]) より改変)

は，慢性腎不全に対する維持血液透析療法に比べはるかに大きいが，腎保護や血液浄化法のリスクのみを判断せず，救命率を上げるために最適な治療を組み合わせる観点から治療内容を決定すべきである．

症例1

・69歳男性．片腎で術前クレアチニン値（Cr）1.04mg/dL．人工股関節置換術後感染症にバンコマイシン（VCM）が投与されていた．BUN 60mg/dL，Cr 7.84mg/dL，VCM血中濃度（トラフ値）75μg/mL，と薬剤性AKIを認めた．感染症はコントロールされ循環動態安定していたため，IRRTとして連日のHDF施行となる．透析条件: PS膜1.5m²，HDF，置換液10L（後希釈）

効果判定: 平均VCM除去率は32%であった．尿量1000mL/日以上およびHDF前VCM血中濃度が10μg/mL以下となりHDF終了した（終了時Cr 4mg/dL，eGFR 11.5mL/分/17.3m²）．

症例2

・78歳男性．術前Cr 1.4mg/dL．腹部大動脈瘤破裂術後

に AKI となり ICU にて CHDF 施行となる．CHDF 条件：PS 膜 1.0m^2，Qb 80mL/分，Qd 500mL/時，Qf 300mL/時，Qs 200mL/時，除水量 100mL/時

効果判定：24 時間 CHDF を施行後，CHDF 条件での連日 12 時間治療を経て，週 3 回の IHD に移行した．尿量 1500mL/日以上となり IHD 終了した（Cr 4mg/dL，eGFR 12.2mL/分/1.73m^2）．

症例 3

- 67 歳女性．巣状糸球体硬化症によるネフローゼ症候群に対して，ステロイド治療に免疫抑制療法を併用しても治療効果判定は無効．利尿剤大量投与行うも浮腫・胸腹水を伴う 20kg 以上の体重増加認め，体外限外濾過（extracorporeal ultrafiltration method：ECUM）および LDL（low density lipoprotein）吸着療法施行となる．血清アルブミン値 1.0g/dL，尿蛋白 15.26g/日，Cr 1.28mg/dL，総コレステロール値 789mg/dL．

ECUM 条件：FB 膜 1.1m^2，Qb 100mL/分，平均除水量 3000mL（アルブミン製剤使用）．

効果判定：ECUM 施行にて，尿量 1000mL/日以上と利尿薬への反応改善し，ECUM は 3 回で終了した．

LDL 吸着条件：血漿分離器 FP-08，吸着型血漿浄化器 LA-15，Qb 120mL/分，血漿流量 15〜30mL/分，血漿処理量 3000〜4000mL/回．

効果判定：LDL 吸着は週 1〜2 回，計 12 回施行にて，総コレステロール 294mg/dL，尿蛋白 1.75g/日と，改善した．

■文献

1) KDIGO clinical practice guideline for acute kidney injury. Kidney Int. Suppl. 2012; 2: 1-138.
2) AKI（急性腎障害）診療ガイドライン作成委員会編：AKI（急性腎障害）診療ガイドライン 2016．東京：東京医学社；2016.
3) Gaudry S, Hajage D, Benichou N, et al. Delayed versus early initiation of renal replacement therapy for severe acute kidney injury: a systematic review and individual patient data meta-analysis of randomised clinical trials. Lancet. 2020; 395: 1506-15.
4) Kelly YP, Waikar SS, Mendu ML. When to stop renal replacement therapy in anticipation of renal recovery in AKI: The need for consensus guidelines. Semin Dial. 2019; 32: 205-9.

〈山本尚史〉

1 ▶ 本邦における維持透析の現在の状況

▦ POINT ▦

● 本邦の維持透析患者の患者総数（有病数）は年々増加傾向で，2019年末の日本透析医学会統計調査の結果では，前年比4,799人増の344,640人で，人口100万人あたり2731.6人（366人に1人）であった 図1 ．しかし，近年は患者数の伸びが鈍化傾向にある．

● 新規透析導入患者数は，全体的には増加傾向であるが，2009年以後は増減を繰り返し，2019年は前年比417人増（1.0%増）の40,885人であった．このうち93.5%がHD（F）で導入され，PDでの導入は6.5%（+0.8%）に増加した．

● 年間の死亡患者数も増加傾向で，2019年の死亡患者は，前年比779人増（2.3%増）の34,642人であった．

| 維持透析患者の動態 | 1）臨床背景 |

1）臨床背景

a. 平均年齢

・ 2019年末の時点では344,640人（男性は218,552人，女性は114,047人）で，平均年齢は69.09歳であった 図2 ．

・ 平均年齢は年々上昇傾向だが，その要因は65歳未満（2012年〜）と70歳未満（2017年〜）の患者の減少と，70歳以上の患者の増加である 図3 ．

b. 透析歴

・ 2019年末の時点では慢性透析患者の平均透析歴は全体で7.35年（男性6.82年，女性8.37年）であった．

・ 2019年末の時点では透析歴5年未満が全体の47.5%を占めたが，10年以上が27.7%，20年以上が8.5%，30年以上は2.3%と透析歴の長い患者が年々増加している．最長の透析歴は51年4カ月．

c. 原疾患

・ 糖尿病性腎症の比率は年々増加を認め，2011年には慢性糸球体腎炎を抜き原疾患の第1位となったが，近年その比率の増加は頭打ちである 図4 ．

・ 慢性糸球体腎炎の比率は逆に年々減少傾向で，腎硬化症，原疾患不明の比率は上昇している．

・ 2019年末の時点では慢性透析患者の原疾患の比率は糖尿病性腎症（39.1%），慢性糸球体腎炎（25.7%），腎硬化症（11.4%）の順であった．

2）死亡原因 図5

・ 2018年末の調査では年度別の推移では，心不全が最も

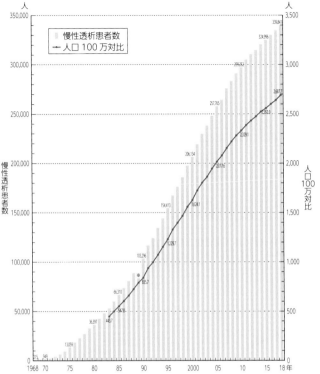

図1 慢性透析患者数（1968〜2018）と有病率（人口100万対比，1983〜2018）の推移

※ 1989 年末の患者数の減少は，当該年度にアンケート回収率が 86％と例外的に低かったことによる見掛け上の影響である
・2019 年は 344,640 人，人口 100 万人あたり 2731.6 人に増加
（日本透析学会．2018，2019 年末統計調査「わが国の慢性透析療法の現況」より）

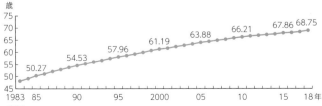

図2 慢性透析患者 平均年齢の推移，1983〜2018
2019 年 12 月末調査では 69.09 歳に上昇
（日本透析学会．2018，2019 年末統計調査「わが国の慢性透析療法の現況」より）

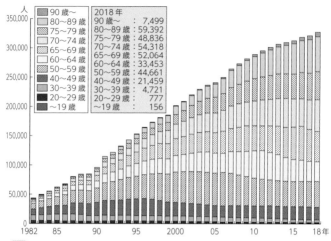

図3 慢性透析患者 年齢分布の推移, 1982～2018
(日本透析学会. 2018, 2019年末統計調査「わが国の慢性透析療法の現況」より)

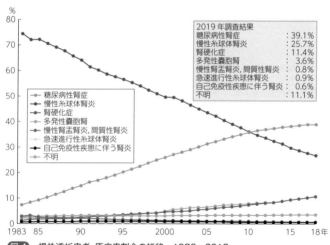

図4 慢性透析患者 原疾患割合の推移, 1983～2018
2019年12月末の結果を標柱に記載
(日本透析学会. 2018, 2019年末統計調査「わが国の慢性透析療法の現況」より)

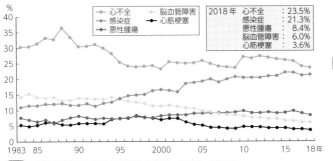

図5 慢性透析患者 死亡原因割合の推移, 1983〜2018
(日本透析学会. 2018, 2019年末統計調査「わが国の慢性透析療法の現況」より)

多く1995年より25%前後で推移している.
- 感染症は1993年より増加傾向である.
- 悪性腫瘍は2004年以降9.0%台と横ばいである.
- 心不全, 脳血管障害, 心筋梗塞を合計した心血管死は1988年には54.8%であったが, その後は脳血管障害や心筋梗塞が漸減している影響で33.1%（2018年）まで減少している.
- 2018年末の日本透析医学会統計調査（死亡原因と性別が供に記載された31,117人）では, 死亡原因は多い順から心不全（23.5%）, 感染症（21.3%）, 悪性腫瘍（8.4%）, 脳血管障害（6.0%）, その他（10.6%）であった. 心血管死は33.1%であった.

透析導入患者の動態

1）臨床背景
- 導入患者の平均年齢も高齢化しており, 2018年末の調査では最も割合が高い年齢層は, 男性が75〜79歳で, 女性は80〜84歳であった.
- 2019年末の時点において, 導入患者数は40,885人（417人；1.0%増）で, 2018年末の調査では平均年齢は69.99歳（男性69.27歳, 女性71.61歳）であった.
- 導入患者の原疾患の比率の年齢別推移としては, 糖尿病性腎症は1998年に慢性糸球体腎炎に代わって原疾患の第1位になってからも増加傾向を示したが, 近年は横ばいである. 慢性糸球体腎炎の比率は年々低下する一方, 腎硬化症と原疾患不明の割合は年々上昇している.
- 2018年導入患者の原疾患の比率は糖尿病性腎症（42.3%）, 慢性糸球体腎炎（15.6%）, 腎硬化症

（15.6％），原疾患不明（13.5％）であった．

2）死亡原因

- 透析導入年内の死亡原因の推移をみると，1990年代は心不全が最も多かったが，感染症が年々増加し，2006年から感染症が心不全を上回り，最も多い死因となった．
- 悪性腫瘍による死亡の割合も増加傾向であり，2006年以降10％を超えている．
- 脳血管障害による死亡は徐々に減少傾向を示している．
- 2018年導入患者の導入年内の死亡原因は，感染症（24.0％），心不全（23.5％），悪性腫瘍（10.9％），悪液質/尿毒症/老衰など（5.1％），脳血管障害（4.7％），肺疾患（3.5％），心筋梗塞（2.7％）であった．心血管死は30.9％であった．

透析治療の形態

- 2019年の透析治療方法の全体に占める各透析治療形態の割合は，血液透析（HD）は54.5％，血液透析濾過（HDF）は42.0％，血液濾過（HF）は0.009％，血液吸着透析は0.4％，在宅血液透析（HHD）は0.2％，腹膜透析（PD）は2.8％でHDFが5％程度増加していた 表1．

1）血液透析濾過

- 本邦のHDF患者数は2012年の診療報酬の改定以降on-line HDFが急激に増加したことで急速に増加した．患者調査による集計では2018年末はHDF全体で144,686人に達し，2017年から49,546人，2018年から18,893人増加している．
- 2019年末における血液透析（HD）とHDF患者を合計した数に対するHDF患者の割合は43.5％で，2018年から5.2％，2017年から14.1％増加している．
- 2019年末調査ではon-line HDFが98,934人（HDF患者の68.4％）と最も多く，IHDFが38,697人（HDF患者の26.7％）と続いている．

2）腹膜透析

- 本邦における腹膜透析患者の総数は2010年以降概ね9000人台で推移しており，2019年末における腹膜透析（PD）患者数は9,920人〔PD単独8,017人，HD（F）併用1,907人〕と，前年と比べ475人増加し，そのうち19.2％がHD（F）との併用療法であった 図6．
- 日本透析医学会では2015年よりPDで新規に透析導入した患者数を調べており，2019年の新規PD導入患者は2,657人で，前年と比べ364人増加した．

表1　わが国の慢性透析療法の要約，2019（一部抜粋）

施設調査による集計			
対象施設数	4,487 施設	29 施設増	0.7%増
回収施設数	4,411 施設	9 施設増	0.2%増
設備 ベッドサイドコンソール台数	141,520 台	1,633 台増	1.2%増
能力 同時透析能力	139,839 人	1,684 人増	1.2%増
能力 最大収容能力	464,615 人	6,018 人増	1.3%増

施設調査による集計						
治療方法	通院		入院		合計	
血液透析等 血液透析 (HD)	163,900	(52.3)	23,838	(75.6)	187,738	(54.5)
血液透析濾過 (HDF)	137,552	(43.9)	7,134	(22.6)	144,686	(42.0)
血液濾過 (HF)	19	(0.0)	12	(0.0)	31	(0.0)
血液吸着透析	1,425	(0.5)	80	(0.3)	1,505	(0.4)
在宅血液透析	754	(0.2)	6	(0.0)	760	(0.2)
腹膜透析等 腹膜透析 (PD)	7,647	(2.4)	370	(1.2)	8,017	(2.3)
週1回 の HD (F) 等との併用	1,620	(0.5)	55	(0.2)	1,675	(0.5)
週2回 の HD (F) 等との併用	122	(0.0)	6	(0.0)	128	(0.0)
週3回 の HD (F) 等との併用	24	(0.0)	6	(0.0)	30	(0.0)
上記以外の併用	63	(0.0)	7	(0.0)	70	(0.0)
小計	9,476	(3.0)	444	(1.4)	9,920	(2.9)
2019 年末透析患者総数	313,126	(100.0)	31,514	(100.0)	344,640	(100.0)
人口 100 万対比	2,731.6 人		43.9 人増		1.6%増	
2019 年 HD (F) 等で新規に透析導入した患者数	38,228 人					
2019 年 PD で新規に透析導入した患者数	2,657 人					
2019 年　新規導入患者総数	40,885 人		417 人増		1.0%増	

（日本透析学会．2019 年末統計調査「わが国の慢性透析療法の現況」より）

- PD 患者（6,257 人）の平均 PD 歴は 3.07 年（男性 2.89 年，女性 3.40 年）であった．PD の継続年数に関しては，2 年未満の患者が最も多く，全体で 47.0 %（男性 49.3 %，女性 42.6 %）であった．8 年以上の長期例は，全体で 7.1 %（男性 5.8 %，女性 9.6 %）であった．
- イコデキストリン透析液の使用率は 54.5 %（3,236 人

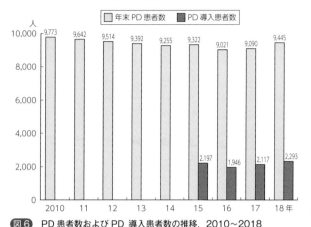

図6 PD 患者数および PD 導入患者数の推移，2010〜2018

2019 年 12 月末調査では PD の総患者数 9,920 人，PD 導入患者数 2,657 人に増加

（日本透析学会．2018，2019 年末統計調査「わが国の慢性透析療法の現況」より）

/5,938 人中）であった．PD 歴との関連については，PD 歴 2 年以上から 8 年未満の間は使用率が 60% 前後と高かったが，PD 歴 2 年未満と 10 年以上では 50% 弱であった．

- 2018 年に一度も腹膜炎を発症しなかった患者は 87.1%（5,278 人/6,061 人中）であった．PD 継続年数と腹膜炎発症回数の関係は，PD 歴 2 年未満において，腹膜炎が 1 回/年以上の割合は 12.4% であったが，4 回/年以上の割合は 1.5% であった．

3）夜間透析

- 2018 年の夜間透析患者数は 32,027 人であった **表1**．夜間透析患者数は 2014 年までは 41,000〜42,000 人で推移してきたが，2015 年は 33,370 人と急激に減少した．これは 2015 年の調査において，夜間透析患者の定義を「保険で認められる時間帯（午後 5 時以降開始もしくは午後 9 時以降終了）の透析です．」と追記したことが影響した可能性がある．2015 年以降も徐々に減少していたが，2019 年は増加に転じ，2018 年に比べて，483 人増となった．

4）家庭 HD

- 2019 年における在宅血液透析の患者数は 754 人と小幅だが増加傾向である．PD と家庭 HD を合計した在宅

透析の比率は本邦では 3.1％であり，これは先進国で最
も低い部類である．

■文献
1) 新田孝作，政金生人，花房規男，他．わが国の慢性透析療法
の現況（2018年12月31日現在）．日透析医学会誌. 2019;
52: 679-754.
2) わが国の慢性透析療法の現況（2019年12月31日現在）．日
本透析医学会．速報CD版.

〈吉澤寛道〉

3　慢性透析患者の管理（血液透析編）

2 ▶ 透析導入法の実際

■■ POINT ■■■■■

● 腎代替療法の選択にあたって，医療者は患者と十分に話し合い，患者自身が人生観や死生観に根差した最良の選択を行えるように支援する．
● 不均衡症候群に配慮し，透析導入時は透析量を制限して実施する．
● 残存腎機能を考慮して透析時間や回数などを調整する．
● 透析処方を調整し透析中の低血圧を回避する．
● 虚血性心疾患や末梢動脈疾患のスクリーニングを行う．

治療法の概略

1）バスキュラーアクセス（VA）の準備

・腎代替療法の選択の際に，医療者は患者と十分に話し合い，患者の価値観に基づいた最良の選択をできるように支援する必要がある．その上で，患者が血液透析を選択した場合，VAを透析導入前に準備する必要がある．一般にeGFR：15mL/分/1.73m^{2}の時点でVA作製を考慮し，糖尿病性腎不全による末期腎不全の場合は，溢水や浮腫を伴うことが少なくないことから，eGFRがより高値の時期にVAの作製を検討することが勧められている．VAの選択については，心不全を伴わないならば，開存性や感染をはじめとした合併症の観点から自己血管内シャント（AVF）が推奨される．溢水・浮腫を有する患者においては，非カフ型カテーテルまたはカフ型カテーテルを留置し体液貯留の改善を待ってからAVFまたは人工血管内シャント（AVG）の作製を検討する．カテーテル留置に伴う感染や中枢静脈狭窄が懸念されるならば，最近では内頸静脈または大腿静脈直接穿刺法による透析の継続が報告されている．透析導入期では，溢水により心機能が低下していることがあり，溢水の解除により心機能が回復する患者をしばしば経験する．一方で，溢水解除後も左室駆出率が30〜40％以下ならば，内シャントによる静脈灌流量増大が心不全を進行させる危険性があるため，動脈表在化を検討する．

・ペースメーカー留置側や乳がん術後側の上肢で内シャント設置術を施行すると静脈高血圧症をきたすことがあるので，対側上肢に施行する．

2）透析導入時の透析処方

a．病態に応じて透析回数を選択する

・高カリウム血症やうっ血性心不全，代謝性アシドーシスなどが重篤な例では，頻回透析による全身状態の速やか

な改善が必要である．このような病態においては電解質や過剰体液の除去，アシドーシスの補正が主目的になるので，高効率の透析を行う必要はない．高効率の透析では血液と脳脊髄液の浸透圧差が生じ，むしろ不均衡症候群を生じる危険性が高まる．一般に，透析導入時の透析処方は不均衡症候群に配慮し，血液流量は 120mL/分，透析時間は 2〜3 時間，膜面積は 0.7〜1.2m^2 から開始し，不均衡症候群が認められなければ，日本透析医学会や KDOQI（米国）で推奨または提案されている至適透析量を参考に，透析量（spKt/V）を徐々に増加させる．

- 血液透析導入 3 カ月後または 1 年後の残存腎機能が生命予後に相関することが報告されている．また，透析導入期で残存腎機能が保持されているなら，週 1，2 回の低頻度透析が残存腎機能の保護に寄与しうる可能性が指摘されている．残存腎機能を考慮し透析導入期に週 2 回以下で 3.5〜4 時間の透析を行い，残存腎機能の低下に伴い週 3 回透析へ移行する透析療法を incremental hemodialysis（incremental HD）とよぶ．現在，incremental HD の有効性を検証する複数の RCT が海外で実施されている．残存腎機能の評価方法については本邦のガイドラインでは明示されていないが，KDOQI のガイドラインでは，残存腎尿素クリアランス（residual renal urea clearance: KRU）を用いて定期的に評価するよう提案されている．臨床症状や spKt/V に加え，残存腎機能を加味して透析処方を検討することになる．

- KRU の算出方法はいくつかあるが，KDOQI のガイドラインでは次式が認められている．

$$KRU = \frac{尿中尿素窒素(mg/dL) \times 尿量(mL)}{尿採取時間(分) \times (n\,回目透析後尿素窒素(mg/dL) + (n+1)\,回目透析前尿素窒素(mg/dL))/2}$$

また，以下も用いられることがある．

$$KRU = \frac{尿中尿素窒素(mg/dL) \times 尿量(mL)}{尿採取時間(分) \times (0.9 \times 透析前血清尿素窒素(mg/dL))}$$

- 本邦では，現行のガイドラインに準じて spKt/V を推奨通りに確保することが優先されることは論をまたない．本邦の統計調査から，透析患者の血清アルブミン濃度は強力な生命予後予測因子であることが示されている．したがって，尿蛋白が過剰な症例では，尿量に代表される残存腎機能の保持よりも，血中蛋白およびアルブミン濃

度に配慮し，無尿状態にしてでも溢水や低蛋白/低アルブ
ミン血症の改善を優先することがある．症例の特徴に応
じて，頻回透析または残存腎機能を考慮した低頻度透析
を選択する必要がある．

b. 透析低血圧を避ける

- 生命予後改善のために透析中の血圧低下を避ける．透析
低血圧は，透析中に血圧が収縮期血圧として 20mmHg
以上，あるいは症状を伴って平均血圧が 10mmHg 以
上，急激に低下した場合と定義されている．透析低血圧
を避けるために，以下に留意する．

<透析開始 30 分以内の血圧低下>

- ・透析膜の変更
- ・透析液の変更：酢酸透析液 → 無酢酸透析液
- ・抗凝固法の変更：未分画ヘパリン・低分子ヘパリン
　⇆ ナファモスタット

<透析後半の血圧低下>

- ・平均除水速度を 15mL/kg/時以下とし，ECUM や
プログラム除水を適宜併用する．
- ・ドライウエイトの適正化
- ・降圧薬の調整（減量・中止）
- ・昇圧薬の使用：ドロキシドパ，アメジニウム，ミドド
リン
- ・低温透析液の使用
- ・高ナトリウム透析液の使用
- ・透析方法の変更：血液透析 ⇆ オフライン/オンライン
血液透析濾過，間欠補充型血液透析濾過

3）透析導入時の検査

- 透析導入時の透析前後に血液検査を実施する．透析前後
で血球減少などが出現していないか，透析量はどの程度
か，電解質異常がどの程度補正されているか，などを確
認する．
- ⑥，⑦は透析導入前に実施しておくことが望ましい．

① 血液検査

透析前：血算，CRP，総蛋白，アルブミン，尿素窒素，ク
レアチニン，尿酸，AST，ALT，γ GT，ALP，アミラー
ゼ，CPK，Na，K，Cl，Ca，P，Mg，血液ガス検査
（シャント血または静脈血で評価する）：pH，pCO_2，
HCO_3^-，イオン化カルシウム，乳酸

透析後：血算，総蛋白，アルブミン，尿素窒素，クレアチ
ニン，尿酸，Na，K，Cl，Ca，P，Mg

上記に加えて，可能ならば透析前の血液検体で BNP また

は NT-proBNP を測定し，心不全の有無を評価する．

② 胸部 X 線

心胸郭比や胸水の有無をチェックし，ドライウエイトを設定する際に参考にする．

③ 心電図

心臓突然死は中 2 日の透析直前と透析直後で生じやすいことが示されている．また，進行 CKD 患者は冠動脈狭窄を有していることが少なくない．したがって，透析療法を導入する前に，患者の心電図所見を把握することは意義がある．透析導入時は透析中にモニター心電図を装着する．

④ 心臓エコー検査または負荷心電図

心血管疾患の早期発見に努める．

⑤ 足関節上腕血圧比（ABI）または皮膚灌流圧（SPP）

下肢動脈狭窄や閉塞を早期に検出するように努める．

⑥ 透析時に抗凝固薬を用いるので，出血性病変の有無をチェックする．

便潜血検査や眼科に紹介し眼底出血の有無を評価する．透析時の抗凝固薬として，出血性病変がなければ未分画ヘパリンや低分子ヘパリンを使用し，出血性病変があればナファモスタットを使用する．

⑦ HBs 抗原，HBs 抗体，HBc 抗体，HCV 抗体を評価する．HBs 抗原陽性患者では，HBe 抗原，HBe 抗体，HBV DNA 検査を行う．HCV 抗体陽性患者には HCV RNA 検査を行う．血液媒介感染症である B 型肝炎や C 型肝炎を合併している場合，他の患者への感染を避けるために，透析室で使用するベッドを固定するなどの対応を講じる．

効果判定

・腎不全症候が軽快したかどうかを評価する．

下記に腎不全症候を示す．

腎不全症候

・循環器・呼吸器症状: 呼吸困難，咳嗽，胸痛，胸水貯留，心嚢液貯留，高血圧
・消化器症状: 食思不振，悪心・嘔吐，下痢，消化管出血，口内炎
・神経・筋症状: 集中力の低下，不眠，頭痛，痙攣，振戦，意識障害，知覚障害（下肢の不快感，味覚障害，嗅覚障害，聴覚障害，視覚障害）
・電解質異常: 高カリウム血症，高リン血症，低カルシウム血症
・酸塩基平衡異常: 代謝性アシドーシス
・血液異常: 貧血，出血傾向，免疫能低下

- その他：倦怠感，浮腫，瘙痒感，栄養障害，吃逆，生殖機能低下
- 透析導入により適切な透析量を確保することで，患者から「だるさがなくなった」，「からだが軽くなった」，「食欲がでてきた」，「かゆみが楽になった」，などの発言が聴取できることも少なくない.

透析導入後の注意点

① 不均衡症候群に注意する. 不均衡症候群とは，透析により血液中の浸透圧物質（尿素など）が血液から急速に除去される一方で，脳脊髄液の浸透圧物質の除去は緩徐であるため血液と脳脊髄液に浸透圧較差が生じ，脳浮腫，頭蓋内圧亢進をきたす病態である. 透析中または透析後に頭痛や嘔気が出現し，24 時間以内に消失することが多いが，痙攣や意識障害を呈することもある. 不均衡症候群を生じやすいとされる高齢者や小児，透析前の血清尿素窒素高値の症例では，透析導入初回の透析量を制限し，連日短時間で実施することも検討する. グリセロール製剤（グリセオール®）などの高浸透圧製剤を透析中に投与することもある.

② 未分画ヘパリンによりヘパリン起因性血小板減少症（HIT）をきたすと，血液回路・ダイアライザの凝固を伴うことがある. 低分子ヘパリンも HIT の原因になりうる. HIT を疑ったら，透析時の抗凝固薬をアルガトロバンやナファモスタットへ変更する.

③ ナファモスタット使用時は，透析開始直後の血圧低下，頻脈の出現に注意する. 血小板減少をきたすこともある.

④ 血液が透析膜と接触することで，必然的に生体反応が惹起される. 透析導入後にアレルギー反応を示唆する所見（瘙痒感，血圧低下，好酸球増多や血清 IgE 上昇など）が確認された場合，透析膜による影響を鑑別にあげる. たとえば，ポリスルホン膜は親水化剤としてポリビニルピロリドン（PVP）を添加しており，また内分泌攪乱作用を有するビスフェノール A も添加されている. 溶出したPVP やビスフェノール A による過敏反応を疑ったら，セルローストリアセテート膜などへの変更を検討する. なお，好酸球増多を伴っている症例では，アレルギーだけでなくコレステロール結晶塞栓症（CCE）を鑑別にあげる. CCE は半数が皮膚症状を伴うとされており，足趾先端部に青〜紫色の色調変化（blue toe）など，身体所見が鑑別に有用である.

⑤ 透析導入後に再度腎機能が回復し，透析が不要となることがある. 透析離脱の明確な基準はなく，血液検査（尿

42

素窒素, クレアチニン, 電解質異常, 酸塩基平衡), 蓄尿検査 (クレアチニンクリアランス) などで評価し離脱を検討する.

■文献
1) 透析の開始と継続に関する意思決定プロセスについての提言作成委員会. 透析の開始と継続に関する意思決定プロセスについての提言. 透析会誌. 2020; 53: 173-217.
2) 日本透析医学会. 維持血液透析ガイドライン: 血液透析導入. 透析会誌. 2013; 46: 1107-55.
3) 日本透析医学会. 慢性血液透析用バスキュラーアクセスの作製および修復に関するガイドライン. 透析会誌. 2011; 44: 855-937.
4) 峰島三千男, 川西秀樹, 田中 賢, 他. 特別な機能をもつ血液透析器の特徴と評価法. 透析会誌. 2017; 50: 363-99.
5) National Kidney Foundation. KDOQI clinical practice guideline for hemodialysis adequacy: 2015 update. Am J Kidney Dis. 2015; 66: 884-930.

〈今井利美〉

3 ▶ HD, HDF（オンラインを含む）, CHDF（各透析療法の詳細）

● 老廃物, 毒素, 薬剤などの除去, 水分の排泄, 電解質の調整のため, 血液から血液浄化器を通して, 拡散・限外濾過, 吸着を行う.

● 患者の状態により, 透析機器, 時間, 頻度など治療の選択が必要である.

・血液浄化とは, 体外循環を用い, 血液中の病因物質の除去, 体液の是正を目的とする治療法である. 慢性透析患者に対する血液浄化療法として, 血液透析（hemodialysis: HD）, 血液透析濾過（hemodiafiltration: HDF）, 血液濾過（hemofiltration: HF）, 持続緩徐式血液濾過透析（continuous hemodiafiltration: CHDF）があげられる. わが国の慢性透析療法の現況（2018 年末集計）によると, 慢性腎不全患者のおよそ 60% が HD を, 37% が HDF の治療を受けている.

原理

・HD, HDF, HF, CHDF は, 血液浄化器を用い, 拡散および濾過の原理を利用し, 一部吸着し, 血液中の尿毒素や水の除去, 電解質の調節などを行っている. 血液浄化器の中は中空糸とよばれる半透膜で作られた細い管が束ねられており, 管内を血液が通過し, 中空糸の外側は生理食塩水または透析液で満たされている 図1 .

1）拡散

・半透膜を介して溶質濃度の異なる溶液が存在するとき, 膜透過性のある溶質が濃度勾配に従い濃度の高いほうか

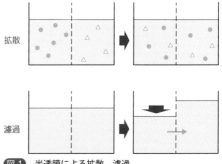

拡散

濾過

図1 半透膜による拡散, 濾過

ら低いほうへ移動する．膜透過性は，半透膜の細孔のサイズにより変化する．

2）濾過

- 半透膜で隔てられた溶液の片側に陽圧を加えるか対側に陰圧を加えると，圧較差により片側から対側に膜透過性のある溶質と溶液が移動する．片側の溶液に浸透圧の高い溶質が存在すると，浸透圧較差により浸透圧が高い片側に溶液が移動する．

3）吸着

- 一部の透析膜は，その性質から一部の物質を膜上へ吸着する．AN69 などの陰性荷電した膜では静電的効果により，PEPA 膜では疎水性相互作用により吸着する．厚みのある PMMA 膜の場合，細孔内に溶質が留まる可能性が高く，この現象も広義の吸着といわれる．

血液透析: HD

- 腎不全に伴い体内に蓄積した尿毒症物質の排泄，電解質の補正，水分の除去，代謝性アシドーシスの補正を行う．脱血された血液はポンプにより血流量を一定に保ち，ダイアライザーとよばれる血液浄化器を通り，血液を浄化し，返血される **図 2**．
- 中空糸の外側を通る透析液は，除去したいカリウムやリン，尿毒素の濃度を低くして，維持したいナトリウムや糖の濃度は血液とほぼ同じ濃度組成となっている．主に拡散により溶質の除去を行うため，小分子物質の除去効率はいいが，中分子物質や低分子蛋白などの分子量の大きい物質の除去効率は低い．除水は，ダイアライザーへの透析液の注入量と排泄量の差を設定し行うが，これは透析液側を陰圧にする濾過の原理を用いる．血液流量に対する濾過量は非常に小さく，溶質除去はあくまで拡散が主体である **図 3**．

1）適応

- 慢性腎不全の場合，腎機能が低下し，尿毒症状が出現した場合である．詳しくは，「1 章　腎代替療法，1. 導入の基準」を参照のこと．

2）注意点

① 透析膜に過剰な圧がかかると中空糸が損傷し，透析液に血液が混入する．透析液回路に漏血センサーがついており，失血を予防する．

② 回路内に空気が混入すると，血管内に空気が流入し，空気塞栓の危険が生じる．予防のために，血液浄化器の前後の回路にチャンバーとよばれるエアートラップが設

3
慢性透析患者の管理（血液透析編）

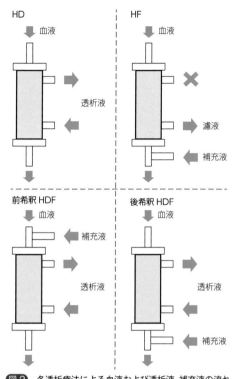

図2 各透析療法による血液および透析液, 補充液の流れ

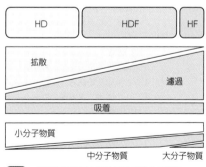

図3 各透析療法による物質除去能力の違い

置されている.

③ 回路内で血液が凝固しないように, 透析中抗凝固剤を使用する.

④ AN69 膜を用いる場合, ACE 阻害薬を内服中の透析患者に投与するとアナフィラキシー様症状をきたしやすい.

⑤ メシル酸ナファモスタットは陽性荷電であり, AN69 膜では吸着され, 薬効が減弱する.

3) HD の実際の処方

- 本邦においておよそ 7 割の患者に週 3 回 4 時間のスケジュールで行われている. 血液の流量は 180〜260mL/分が一般的である. 透析液の流量は 450〜500mL/分である. ダイアライザーは, 多くの種類があるが, セルロース系膜と合成高分子系膜の 2 種類に大別される. 合成高分子系膜のポリスルフォン膜がおよそ半数の患者に使用されている. それぞれの膜は 0.6〜2.5m^2 までのサイズがあり, 膜面積が大きいほど除去効率がいい. 除水量を決めるため, ドライウェイトを設定する. 透析中の血圧, 胸部 X 線による心胸比, 下大静脈径の呼吸変動, hANP, 透析前後の蛋白濃縮などを参考に設定する. 抗凝固剤として, ヘパリンを投与する. 投与量は活性化凝固時間 (ACT) が 150〜200 秒になるように調節して行う. 低分子ヘパリンは, ヘパリンに比べ凝固時間の延長は軽度であり, 出血助長作用が少ないため, 軽度の出血を伴った患者に使用する. 半減期が長く, ACT が使えないので注意が必要である. メシル酸ナファモスタットは半減期が 8 分と短く抗凝固作用は体外循環路内にほぼ限定されるため, 周術期や出血性病変を合併した患者に使用する. ヘパリン起因性血小板減少症やアンチトロンビン III 欠乏では, アルガトロバンを使用する.

4) 効果判定

- 透析効率を示す指標として, 通常尿毒素物質の代表として尿素を用いる. 尿素は分子量が 60 と小さく, 細胞膜を自由に通過でき, 全身の体液に等しく分布すると仮定できるためである. 尿素除去率, Kt/V を計算し, 指標に用いる. 詳しくは,「3 章　慢性透析患者の管理（血液透析編）, 4. 必要な透析量の評価」を参照.

血液濾過: HF

- 濾過膜にかかる膜間圧較差により血液から濾液を抽出して溶質を除去し, 除水量を差し引いた量を補充液流量として血液回路内に注入する（**図2**）. 濾過による対流を主体

として物質移動を行うので，膜の孔より小さいものは一律に除去ができ，血液透析より比較的分子量の大きな溶質の除去率が高い．小分子物質の除去率が低いため，維持透析療法として選択されることはほとんどない 図3 ．浸透圧の変化も少ないため，循環動態の不安定な症例に使いやすい．血液濾過の効率は，濾液速度と濾過膜のふるい係数により規定される．補充液を追加せずに除水だけを行うことを ECUM（extracorporeal ultrafiltration method）という．この場合，透析量はほぼなく，除水だけを行う時に用いる．

1）適応
- 血液透析によって対処ができない透析アミロイドーシス，透析困難症，緑内障，心包炎もしくは心不全を有する患者である．

2）注意点
- HD の注意点に加え，濾過と補充液のバランスを正確に制御する必要がある．膜間圧較差（TMP）をモニタし，300mmHg 以上の高圧にならないよう，濾過速度を調節する．また，アルブミンの損失に注意する．

3）HF の実際の処方
- 血流を 200〜300mL/分，濾過速度を 80〜100mL/分と設定する．ミオグロビンなどの大分子溶質を除去するために，補充液は後希釈にする．

4）効果判定
- HD に準ずる．β2MG といった中分子物質のクリアランスも測定する．

血液透析濾過：HDF

- HD と HF を組み合わせたものが HDF である．分子量の大きい尿毒素を HD より効率よく除去することができ，分子量の小さい尿毒素も HF より除去能に優れている治療法である．HD に補充液を追加し，除水（濾過）量を増やしたものである 図2 ．

1）適応
- オフライン HDF の保険適応は，血液透析によって対処できない透析アミロイドーシスあるいは透析困難症の患者である．オンライン HDF に関しては，すべての慢性維持透析患者に施行可能である．

2）注意点
- HD，HF の注意点に加え，オンラインの場合，透析液は無菌化されエンドトキシンが除去されているものでなくてはならない．

3）HDF の実際の処方

- 浄化器としてヘモダイアフィルターを用いる．血液量，透析量は HD とほぼ同じである．補充液の追加方法により，前希釈，後希釈，オンライン，オフライン，iHDF（間欠的血液透析濾過）と細かく分類される．前希釈と後希釈は，浄化器の前に補充液を注入するか，浄化器の後にするかの違いである．補充液量は，前希釈では血液流量の 1/2 以上，通常 1 回の治療あたり 24L 以上，後希釈では血液流量の 1/4 程度，通常 1 回の治療あたり 8～12L となる．補充液により，オンラインとオフラインに分ける．市販の補充液を使用するのがオフラインで，清浄化した透析液を補充液として使用するのがオンラインである．市販の補充液より浄化した透析液のほうが安価なので，大量の補充が必要な前希釈ではオンラインを使用することが多い．iHDF は，間欠的に補充液を加える透析濾過法である．補充方法は，ヘモダイアフィルターを介して補液する逆濾過透析法と，補液回路を介して補液する急速補充法の 2 種類がある．大抵，オンラインの補充液を用いる．補充間隔は 30 分ごとで毎回 200mL 程度補充するのが一般的である．

4）効果判定

- HD，HF に準ずる．iHDF は 1 回の治療あたりの補充液量がおよそ 1.4L と少なく，本来の HDF と比べ除去効率は劣るが，透析中の低血圧の予防，末梢循環の改善を目的として用いられる．

持続緩徐式血液透析濾過：CHDF

- 持続的血液浄化には，CHDF 以外にも持続血液透析 CHD，持続血液濾過 CHF もあるが，小分子物質から中分子物質の除去効率を考慮し CHDF が用いられることが多い．HDF を 24 時間持続的に行う方法である．補充液を透析液と補充液の両方に用いる．透析液の流量は通常の HDF と比べかなり少ない．

1）適応

- 間欠的な HD や HDF が困難な症例に行う．大手術後，ARDS，敗血症，膵炎，重症心不全，熱傷，多臓器不全などの循環動態が不良な患者が適応となる．

2）問題点

- 24 時間の監視が必要であり，通常集中治療室や高度治療室にて行われる．循環状態が不安定な患者に行われるため，体液量の評価，除水量の設定が重要である．HDF に比べ単位当たりの除去効率は低いが，継続して行うた

め，マグネシウム，リン酸，微量元素などの透析液に含まれない小分子物質の欠乏に注意する必要がある．

3) CHDF の実際の処方

- 連日，24 時間行う．血液量は 80〜100mL/分，透析液 500mL/分，補充液は 300mL/分で一般的に行われる．

4) 効果判定

- HDF に準ずる．循環状態，全身状態の改善に伴い，CHDF から HDF や HD への移行を検討する．

■文献

1) 日本透析医学会統計調査委員会．わが国の慢性透析療法の現況 2018 年 12 月 31 日現在．透析会誌．2019; 52: 679-754.
2) 透析療法合同専門委員会．血液浄化療法ハンドブック [2020]．東京: 協同医書出版社; 2020.

〈井上 真〉

3. 慢性透析患者の管理（血液透析編）

4 ▶ 必要な透析量の評価

▨ POINT ▨

● 透析量は尿素の除去効率を意味する single-pool Kt/Vurea（spKt/V）を用いて評価し，最低でも 1.2 以上を確保する．目標 spKt/V は 1.4 以上とされている．

● 最大間隔透析前血清 β2-microglobulin（β2MG）濃度は予後関連因子であり，30mg/L 未満を目指す．3 ヵ月に 1 回程度の測定が推奨されている．

● 若年者では週 3 回，1 回 4 時間の標準血液透析は生命維持のための最低限の透析量である．長時間血液透析，頻回血液透析は合併症を予防し生活の質を保持・向上させる．

● nPCR や血清アルブミン値などの栄養指標が悪化するようなら，透析量を低減することも考慮する．

治療法の概略	・本邦のガイドラインでは至適透析量を以下のように定めている．

・本邦のガイドラインでは至適透析量を以下のように定めている．
1. 透析量は，尿素の single-pool Kt/Vurea（spKt/V）を用いることを推奨する．
2. 透析量は，月 1 回以上の定期的な測定を推奨する．
3. 実測透析量として，以下の値を採用する．
   1) 最低確保すべき透析量として，spKt/V 1.2 を推奨する．
   2) 目標透析量としては，spKt/V 1.4 以上が望ましい．
4. 透析時間は，4 時間以上を推奨する．

・Kt/V とは，1 回の透析でどれだけ溶質が除去されたかを表す指標であり，通常は尿素の除去効率を対象とする．spKt/V では，Kt は 1 回の透析で溶質が除去される容積，V は体内で溶質が分布している容積をさす．尿素の spKt/V は，透析により尿素が除去される容積が，尿素が体内で分布している容積の何倍に相当するかを意味する．比であるので単位はない．尿素が分布している容積は体液量と概ね等しいので，全体液量と尿素が除去された体液量との比が尿素の spKt/V である．

・spKt/V を算出する方法はいくつかあるが，ここでは新里の式と Daugirdas の式について述べる．日本透析医学会では新里の式を用いて透析量を評価している．新里の式は標準化蛋白異化率（nPCR）を同時に算出できる点が優れているが，数式が複雑であり詳細は割愛する．新里の式で透析量を評価する場合，日本透析医学会の統計調査委員会が提供しているエクセルシートに患者のデー

タを入力することで spKt/V が得られる.

- Daugirdas の式は新里の式と一致する結果が得られる数式である.

$$spKt/V = -\text{Loge}\left(\frac{\text{透析後 }BUN}{\text{透析前 }BUN} - 0.008 \times \text{透析時間}\right)$$

$$+ \left(4 - 3.5 \times \frac{\text{透析後 }BUN}{\text{透析前 }BUN}\right) \times \frac{\text{透析中の体重減少量 }(kg)}{\text{透析後体重 }(kg)}$$

- ただし, 新里の式や Daugirdas の式は週3回透析を前提にした spKt/V の算出方法であり, 他の透析処方, たとえば週5回以上の頻回血液透析などには適応できないことに注意する. 頻回透析における透析量の評価方法は確立してはいないが, stdKt/V (standard Kt/V) や TAC (time averaged concentration 尿素窒素週平均濃度) などが提案されている. これらの詳細は成書に譲る. Hemodialysis Product (HDP) は透析スケジュールに着目し, 透析回数・時間に基づいた指標である. 適正透析の目標値として 70 以上が提唱されている.

$$HDP = t \times F^2 \text{ 〔t: 透析時間 (hour), F: 透析回数/週〕}$$

- たとえば, 週3回, 1回4時間透析では HDP＝36 であり, 週3回, 1回8時間透析では HDP＝72 である. ただし, HDP が等しくても透析量が等しいわけではないことに留意する.
- 透析量の規定因子として以下があげられる.
  ① 透析時間
  ② 血流量
  ③ 透析液流量
  ④ ダイアライザの種類
  ⑤ ブラッドアクセス再循環率
- spKt/V の K は「クリアランス」であり, K を構成するのが血流量, 透析液流量, ダイアライザの種類 (尿素クリアランス, 膜面積など), ブラッドアクセス再循環率であり, t は透析時間である. K や t が高ければ高いほど, 透析量は大きくなることがわかる. なかでも, 透析時間が spKt/V とは独立した生命予後予測因子であることが示されている. spKt/V が基準値よりも低い場合には, 可能な限り透析時間を延長し, それでも spKt/V が目標値に到達しなければ, まずは血流量を増やし, 次に膜面積がより大きいダイアライザに変更する.
- 一般に, 標準血液透析である週3回, 1回4時間透析では健常人における腎機能の 10%程度にすぎず, 合併症

表1 定義と用語

標準血液透析（intermittent conventional HD）：週3回，3〜6時間未満
長時間血液透析（long intermittent HD）：週3回，6時間以上
頻回血液透析（連日血液透析daily HD，quotidian HD）：週5回以上
　頻回短時間血液透析（連日短時間血液透析short daily HD）：週5回以上，
　　1.5〜3時間未満
　頻回標準時間血液透析：週5回以上，3〜6時間未満
　頻回長時間血液透析（連日長時間血液透析long daily HD，頻回夜間睡眠中血液透
　　析daily nocturnal HD）：週5回以上，6時間以上

(日本透析医学会. 透析会誌. 2013; 46: 621[1])

予防に十分とはいえない．また，spKt/V を 1.4 に確保していても，透析患者の予後関連因子である β2MG やインドキシル硫酸などの蛋白結合型尿毒素が十分に除去されない．β2MG については，最大間隔透析前血清β2MG 濃度を 30mg/L 未満にコントロールすることが推奨されている．このような標準血液透析の欠点を背景に，長時間血液透析や頻回長時間透析による生命予後やQOL の改善が観察研究で確認されてきた．なお，生命予後改善効果は RCT では実証されていない．以下に本邦で定められている透析スケジュールを示す **表1**．

- 除水速度を調節しても透析低血圧を呈する心不全合併患者や，ドライウエイトの適正化や厳格な降圧管理によっても改善しない難治性高血圧患者は少なくない．また，ガイドラインのたんぱく摂取推奨量を遵守すると，血清リン値のコントロールが困難となりリン吸着薬の併用が必要な症例は多い．このような症例は，透析時間の増加や回数の増加を検討する必要がある．

効果判定

- 本邦のガイドラインでは，透析量に関する短期的指標として尿毒素除去効果，中期的指標としてβ2MG の維持レベル，栄養状態，生命予後に関連するうつ/不眠/瘙痒感などの症候を用いることを推奨している．前述の通り目標透析量として spKt/V 1.4 以上，血清β2MG 濃度30mg/L 未満となるように透析条件を調整する．栄養状態については，複数の栄養関連指標を血清 CRP 値と合わせて評価することが勧められている．％クレアチニン産生率（% creatinine generation rate: % CGR）や標準化蛋白異化率（normal protein catabolic rate: nPCR）などの代表的な指標を以下に列挙する．選択した指標を同一方法で評価し，経時的に測定することで病態の変化を早期に検出するよう努める．これらの指標が

低下している場合は，透析効率を下げるなどの検討を要する．なお，％CGRやnPCRは，残存腎機能が廃絶していない症例では過小評価になることに注意する．

1) ％クレアチニン産生率（% creatinine generation rate: % CGR）

- ％CGRは患者の筋肉量を反映するので，栄養状態および運動量の指標になる．評価対象の透析患者の内因性クレアチニン産生速度を，性別年齢の一致した非糖尿病透析患者の内因性クレアチニン産生速度で割り，百分率で表した指標である．新里らが報告した文献からは，以下のように算出される．患者の内因性クレアチニン産生速度の推算式はやや煩雑であり割愛する．原著や加藤らの報告を参考にされたい．

- 男性：
  ％CGR
  ＝(患者の内因性クレアチニン産生速度/23.35−0.15
  　　×年齢)×100

- 女性：
  ％CGR
  ＝(患者の内因性クレアチニン産生速度/19.39−0.12
  　　×年齢)×100

- 日本透析医学会統計調査委員会が提供しているエクセルシートに患者のデータを入力することで算出できる．本邦の統計調査から％CGRが低いほど生命予後が不良であることが明らかになっている．90％≦％CGRを目標にする．

2) 標準化蛋白異化率（normal protein catabolic rate: nPCR）

- たんぱく摂取量の指標として用いられる．高度な異化亢進や同化亢進がなければ，蛋白異化量はたんぱく摂取量と同等である．nPCRを求める式は複数ある．日本透析医学会が統計調査で使用している式は複雑であり，本稿では省略する．％CGRと同様，日本透析医学会統計調査委員会が提供しているエクセルシートを利用すれば算出できる．

- 2つの簡便な求め方を以下に列挙する．
  - nPCR＝週初め透析前BUN
    　　/[36.3＋5.48(Kt/V)＋53.5/(Kt/V)]
    　　＋0.168
  - 尿素産生量Gu
    　　＝基礎体重×0.6×[2回目透析前BUN−週初め透析後

BUN]×10÷透析時間 (時間)×60 分

=基礎体重÷10×[2 回目透析前 BUN−週初め透析後
BUN]÷透析時間 (時間) ……① 木村の式

PCR(g/day) = (Gu+1.2) ×9.35g/日

……② Sargent らの式

nPCR(g/kg/日) =PCR÷基礎体重……③

①で算出した Gu を②に代入し PCR を導出する. 最終的に③から nPCR を求める.

- 残存腎機能が保たれている症例や, 稀ではあるが, 全身状態が改善傾向で蛋白同化が亢進している症例では, nPCR は低値になる. また, nPCR が高値であっても, たんぱく摂取量が必ずしも良好なわけではなく, 異化亢進を鑑別にあげる必要がある. 本邦の統計調査を参考に, nPCR の目標値を 1.0〜1.2g/kg/日とし, 0.9g/kg/日以下で栄養障害を疑う.

3) BMI（body mass index）

- 透析症例においては, BMI が 18.5kg/m^2 未満, 少なくとも 20kg/m^2 未満の場合に低栄養を疑う.

4) GNRI（geriatric nutritional risk index）

- GNRI は以下の式で算出される. 91 未満で低栄養を疑う.

GNRI=14.89×血清アルブミン値(g/dL)

+41.7×BMI(kg/m^2)/22

5) 血清アルブミン値

- 下記の場合, 低栄養を疑う.

血清アルブミン値	60 歳未満	3.7g/dL 未満
	60 歳から 79 歳	3.5g/dL 未満
	80 歳以上	3.4g/dL 未満

注意点

- 日本透析医学会の統計調査により透析時間は 4 時間以上が推奨されているが, 後述する% CGR などの栄養指標で補正すると, 5.5 時間以上ではむしろ生命予後が不良である. 透析時間の延長により栄養状態が悪化する可能性があるので, 栄養指標をフォローアップし, サルコペニア・フレイル/Protein-energy wasting (PEW) といった低栄養状態を確認したら, 透析量の低減を検討する.

- 高齢者では, 透析量をあげるよりも疲労感がなく栄養状態を良好に保つ意義のほうが大きい. 透析時間の延長などで生活の質を損なわないように配慮する必要がある.

- 長時間血液透析では過大な溶質除去や残存腎機能の低下が助長される可能性が指摘されている. 頻回血液透析で

表2 血液浄化器（中空糸型）の機能分類

血液透析器			
		アルブミンふるい係数	
		<0.03	0.03≦	S型
β2MG クリアランス (mL/分)	70≦	II-a 型	II-b 型	S型
	<70	I-a 型	I-b 型	

アルブミンふるい係数が1に近いほど，アルブミンが漏出しやすい.
I-a 型: 小分子から中分子（β2MG を含む）の溶質除去を主目的とする.
I-b 型: 小分子から大分子までブロードな溶質の除去を主目的とする.
II-a 型: 小分子から中分子（β2MG を含む）の溶質の積極的除去を主目的とする.
II-b 型: 大分子（α1MG を含む）の溶質の除去を主目的とする.
（川西秀樹, 他. 透析会誌. 2013; 46: 503[2])）

はバスキュラーアクセストラブルが増加することが懸念される. 頻回短時間血液透析は標準血液透析よりも生命予後が不良とする報告がある.

- 透析患者では血清アルブミン値 4.0g/dL 未満で死亡リスクが有意に上昇する. アルブミン漏出の大きい II-b 型ダイアライザを使用する場合，血清アルブミン低下に留意する **表2**. 低アルブミン血症があれば，b 型よりは a 型または S 型を検討する.

■**文献**

1) 日本透析医学会. 維持血液透析ガイドライン: 血液透析処方. 透析会誌. 2013; 46: 587-632.
2) 川西秀樹, 峰島三千男, 友 雅司, 他. 血液浄化器（中空糸型）の機能分類 2013. 透析会誌. 2013; 46: 501-6.
3) 峰島三千男, 甲田 豊, 山川智之, 他. 頻回・長時間透析の現状と展望. 透析会誌. 2019; 52: 497-531.
4) Shinzato T, Nakai S, Fujita Y, et al. Determination of Kt/V and protein catabolic rate using pre- and postdialysis blood urea nitrogen concentrations. Nephron. 1994; 67: 280-90.
5) Depner TA, Daugirdas JT. Equations for normalized protein catabolic rate based on two-point modeling of hemodialysis urea kinetics. J Am Soc Nephrol. 1996; 7: 780-5.
6) Shinzato T, Nakai S, Miwa M, et al. New method to calculate creatinine generation rate using pre- and post-dialysis creatinine concentrations. Artificial Organs. 1997; 21: 864-72.
7) 加藤謙吉, 浅野 泰. 透析量および栄養状態などを表す指標のグラフ化. 透析会誌. 1999; 32: 989-96.
8) 中井 滋, 新里高弘, 佐中 孜, 他. わが国の慢性透析療法の現況（1999年12月31日現在）. 透析会誌. 2001; 34: 1-31.

JCOPY 498-22470

9) 日本透析医学会, 編. 透析処方関連指標と生命予後. 図説わが国の慢性透析療法の現況（2009年12月31日現在）. 東京: 日本透析医学会; 2010. p.66-89.
10) 加藤明彦, 神田英一郎, 瀬戸由美, 他. 慢性透析患者における低栄養の評価法. 透析会誌. 2019; 52: 319-25.

〈今井利美〉

3 慢性透析患者の管理（血液透析編）

5 ▶ 糖尿病の透析患者で注意すべき点は？

POINT

- 血糖管理として，随時血糖値（透析前血糖値：食後約 2 時間血糖値）180〜200mg/dL 未満，グリコアルブミン（GA）値 20.0%未満を目標とする．心血管イベント既往や低血糖傾向のある患者には，GA 値 24.0%未満を目標とする．

- 食事療法として，食事エネルギーは 25〜35kcal/kg 標準体重/日，たんぱく質は 0.9〜1.2g/kg 標準体重/日（男性 60g/日，女性 50g/日まで），脂質はエネルギー比率で 20〜25%とする．

- 糖尿病網膜症合併症者では，硝子体出血時の抗凝固薬選択（メシル酸ナファモスタットまたは低分子ヘパリンを使用）に注意が必要である．

- 糖尿病透析患者では，末梢動脈疾患や冠動脈疾患の合併が多く，早期発見による適切な治療が重要である．

| 疫学 | ・わが国において，糖尿病性腎症は 1998 年に透析導入原疾患の第 1 位となり，2018 年の透析導入患者の 42.3%を占めている 図1 ．また，2018 年末時点の慢性透析患者全体でも，糖尿病性腎症の割合は 39.0%で原疾患の第 1 位である． |

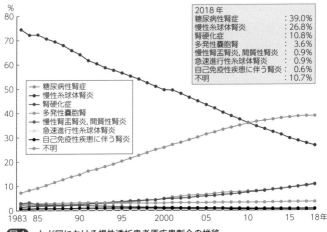

2018 年
糖尿病性腎症　　　　　　　：39.0%
慢性糸球体腎炎　　　　　　：26.8%
腎硬化症　　　　　　　　　：10.8%
多発性嚢胞腎　　　　　　　： 3.6%
慢性腎盂腎炎，間質性腎炎 ： 0.9%
急速進行性糸球体腎炎　　 ： 0.9%
自己免疫性疾患に伴う腎炎 ： 0.6%
不明　　　　　　　　　　　：10.7%

- 糖尿病性腎症
- 慢性糸球体腎炎
- 腎硬化症
- 多発性嚢胞腎
- 慢性腎盂腎炎，間質性腎炎
- 急速進行性糸球体腎炎
- 自己免疫性疾患に伴う腎炎
- 不明

図1 わが国における慢性透析患者原疾患割合の推移
（一般社団法人日本透析医学会「わが国の慢性透析療法の現況（2018 年 12 月 31 日現在）」）

JCOPY 498-22470

血糖管理

1）管理指標

- 透析開始前の随時血糖値（透析前血糖値：食後約2時間血糖値）およびグリコアルブミン（glycated albumin：GA）値を血糖コントロールの指標として用いる．ただし，ネフローゼ症候群や甲状腺機能亢進症では，血中アルブミンの代謝半減期の短縮などによりGA低値となるため注意が必要である．なお，GAは血清アルブミンの糖化産物で，アルブミンの半減期は約17日であるため，過去2〜4週間の血糖コントロールの状態を反映する．

- ヘモグロビンA1c（HbA1c）値は貧血や赤血球造血刺激因子製剤（erythropoiesis stimulating agent）の投与により幼若赤血球の割合が増え低値になるため，参考程度に用いる．

2）管理目標

- 日本透析医学会の「血液透析患者の糖尿病診療ガイド2012」では，血糖コントロールの目標値として，随時血糖値（透析前血糖値）180〜200mg/dL未満，GA値20.0％未満，心血管イベントの既往歴を有し，低血糖傾向のある患者にはGA値24.0％未満が提案されている．

- 目標値設定の根拠として，国内および米国から透析前血糖値180または200mg/dL以上で生命予後が悪化したとの報告がある．また，日本人の糖尿病血液透析患者の検討で，GA値23％以上で心血管イベントが有意に高いとする報告 **図2** や，心血管イベントのない患者では

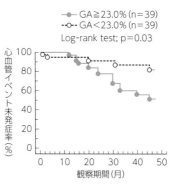

- GA≧23.0%（n=39）
- GA<23.0%（n=39）
- Log-rank test; p=0.03

図2 透析糖尿病患者のグリコアルブミン（GA）値による心血管イベント発症率

(Okada T, et al. Intern Med. 2007; 46, 807-14[21])

3

慢性透析患者の管理（血液透析編）

GA 値 20％未満で生命予後が良好であるとの報告がある.

3）透析起因性高血糖

- わが国で市販されている透析液に含まれるブドウ糖濃度は，0〜150mg/dL の 4 種類（0, 100, 125, 150mg/dL）である．通常 100〜150mg/dL の透析液が使われるため，血漿グルコースが透析液中に"拡散"するが，著明な低血糖は起こりにくい.
- 一方，血糖コントロール不良で，透析開始時に高血糖であった場合，血液と透析液との間に大きなブドウ糖濃度較差が生じ，血糖値が急激に低下する **図3**．その結果，血糖上昇ホルモンであるカテコラミン，グルカゴン，成長ホルモン，コルチゾールなどの分泌が増加し，透析後の高血糖（透析起因性高血糖）をきたすことがある **図3**．糖尿病患者における急激な血糖変動は，血管内皮障害の進展リスクであり，透析起因性高血糖の予防として，① 透析開始前の高血糖の是正，② 透析液グルコース濃度を高濃度に変更，③ 透析後にインスリンを補充投与，などの対策が必要である.

4）低血糖時の対応

- 血液透析時に血糖値 60mg/dL 未満または，明らかな低血糖症状を認める場合には緊急の処置を要する．経口摂取が可能な場合には，5〜10g のブドウ糖を摂取させ，経口摂取が不可能な場合は，50％グルコース注射液 20mL を透析回路静脈側より 1 分間程度で注入する．以後，30 分あるいは 1 時間おきに血糖値を測定し，低血糖が持続した場合はブドウ糖投与を繰り返す.

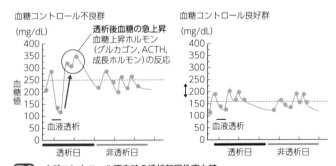

図3　血糖コントロール不良時の透析起因性高血糖
(Abe M, et al. Ther Apher Dial. 2007; 11: 288-95[7]), 阿部雅紀. Calm. 2019; 6: 2-10[4]) より作成)

表1 経口糖尿病薬と透析患者への投与可否

薬効分類	主な薬剤名	透析患者使用
投与可能な薬剤		
DPP-4 阻害薬	シタグリプチン（ジャヌビア®/グラクティブ®），リナグリプチン（トラゼンタ®），テネリグリプチン（テネリア®），ビルダグリプチン（エクア®）	○可能
α-グルコシダーゼ阻害薬	アカルボース（グルコバイ®），ボグリボース（ベイスン®），ミグリトール（セイブル®）	○可能
速攻型インスリン分泌促進薬	ミチグリニド（グルファスト®），レパグリニド（シュアポスト®）	△慎重投与
投与不可の薬剤		
スルホニル尿素薬	グリベンクラミド（オイグルコン®），グリメピリド（アマリール®）	×禁忌
ビグアナイド薬	メトホルミン（メトグルコ®）	×禁忌
チアゾリジン薬	ピオグリタゾン（アクトス®）	×禁忌
SGLT2 阻害薬	ダパグリフロジン（フォシーガ®），エンパグリフロジン（ジャディアンス®），カナグリフロジン（カナグル®）	×不適切

3
慢性透析患者の管理（血液透析編）

5）薬物治療

a. 使用可能な薬剤

➤ 経口血糖降下薬 **表1**

- DPP-4 阻害薬，α-グルコシダーゼ阻害薬，速攻型インスリン分泌促進薬が使用可能である．

➤ 注射薬

- インスリン療法

　　1 型糖尿病患者は，1 日 3～4 回の強化インスリン療法が必要であり，2 型糖尿病では，インスリン分泌能や実際の血糖値に応じてインスリンの種類，注射回数，投与量を決定する．

　　各食前（超）速攻型インスリン 3 回注射，混合型の朝夕 2 回注射，あるいは 1 日 1 回の中間型あるいは速攻型溶解インスリンで維持できる場合も多い．

- GLP-1 受容体作動薬

　　デュラグルチド（トルリシティ®）は，週 1 回投与の注射薬で他の GLP-1 受容体作動薬に比べて悪心・嘔吐の副作用が少ないとされ，透析スタッフ管理による確実な投与も期待できる．

b. 使用不可の薬剤

- スルホニル尿素（SU）薬

　　低血糖が生じると遷延するため，透析患者では禁忌である．

- ビグアナイド薬

  重篤な乳酸アシドーシスが起こる危険があるため，透析患者には禁忌である．ビグアナイド薬による乳酸アシドーシスが発症した場合，血液透析により，薬剤および乳酸の除去と重炭酸イオンの補充が可能となる．そのため，乳酸アシドーシスの治療として，血液透析は有用である．

- チアゾリジン薬

  体液貯留の問題などから，透析患者では禁忌である．

- SGLT2 阻害薬

  透析患者では，尿糖排出が低下し血糖降下作用が期待できないため，投与は適切でない．

食事療法

- 食事エネルギー必要量は，年齢・性別・身体活動により，おおむね 25～35kcal/kg 標準体重/日の範囲で設定する．血糖コントロールが不良な場合や肥満解消を目指す場合は下限値，るい痩・低栄養の改善を目指す場合は上限値とする．摂取エネルギーは，患者の体重変化を観察しながら適正量となっているかを経時的に評価しつつ調整を加える．たんぱく質摂取は 0.9～1.2g/kg 標準体重/日（男性 60g/日，女性 50g/日まで）とし，脂質の摂取はエネルギー比率で 20～25％とすることが推奨される．食塩，水分，カリウム，リンの摂取も非糖尿病透析患者と同様とする．

合併症管理

1）糖尿病網膜症

- 透析導入時に 37～85％の糖尿病患者で増殖網膜症を合併し，視力 0.1 以下の高度視力低下は 47～54％で認められると国内外から報告されている．また，透析導入後に網膜症が悪化する症例も多く，定期的な眼科受診および適切な血糖コントロールが必要である．糖尿病網膜症による硝子体出血直後や手術前後の血液透析の際は，抗凝固薬としてメシル酸ナファモスタットまたは低分子ヘパリンを使用が望ましい．

2）起立性低血圧

- 糖尿病患者では，血液透析直後に重篤な起立性低血圧を呈することがあるため，起立時眩暈（立ちくらみ），意識消失（失神）などに注意する．低血圧症状を認める患者では，血液透析終了後の立位血圧を測定することが望ましい．

- 対策として，透析終了後臥位からすぐに起立せず，一定

時間座位を保った上で起立させることや，ドライウェイトの適切な設定，透析間体重増加の抑制，透析方法の工夫（ECUM の併用あるいは HDF への変更），透析時間の延長などを試みる．降圧薬使用患者では，透析日の減量あるいは中止，降圧薬の変更も検討する．

3）動脈硬化症

- 糖尿病患者は非糖尿病患者に比べて，透析導入期より高度の動脈硬化や血管石灰化を認める場合が多い．動脈硬化の診断は，単純 X 線での大血管や末梢血管石灰化の評価，超音波 B モード法による intima-media thickness（IMT）測定，pulse wave velocity（PWV）などで行う．
- 糖尿病透析患者の末梢動脈疾患（peripheral arterial disease: PAD）の罹患率は，非糖尿病透析患者に比べて約 4 倍高い．さらに，PAD 合併透析患者の生命予後は，非 PAD 透析患者に比べて悪化すると報告されている．そのため，足病変の有無や足背動脈の触診を定期的に最低 6 カ月に一度は行い，異常所見があれば ankle brachial pressure index 検査などで PAD のスクリーニングを実施する．

4）虚血性心疾患

- 透析患者では虚血性心疾患の合併が高頻度であるが，糖尿病合併患者では，透析導入患者の 8 割以上で有意な冠動脈狭窄が認められると報告されている．その対策としてアンジオテンシン受容体拮抗薬やスタチンは，透析患者の心血管イベント抑制効果があり，これらの薬剤を用いた虚血性心疾患の進展予防が重要である．

■文献

1) 日本透析医学会. 血液透析患者の糖尿病治療ガイド 2012. 日透析医学会誌. 2013; 46: 311-57.
2) Okada T, Nakao T, Matsumoto H, et al. Association between markers of glycemic control, cardiovascular complications and survival in type 2 diabetic patients with end-stage renal disease. Intern Med. 2007; 46: 807-14.
3) Inaba M, Maekawa K, Okuno S, et al. Impact of atherosclerosis on the relationship of glycemic control and mortality in diabetic patients on hemodialysis. Clin Nephrol. 2012; 78: 273-80.
4) 阿部雅紀. 糖尿病透析患者の血糖変動と血糖管理. Calm. 2019; 6: 2-10.
5) 日本透析医学会. 血液透析患者における心血管合併症の評価と治療に関するガイドライン. 日透析医学会誌. 2011; 44:

337-425.

6) Ohtake T, Kobayashi S, Moriya H, et al. High prevalence of occult coronary artery stenosis in patients with chronic kidney disease at the initiation of renal replacement therapy: an angiographic examination. J Am Soc Nephrol. 2005; 16: 1141-8.

7) Abe M, Kaizu K, Matsumoto K. Evaluation of the hemodialysis-induced changes in plasma glucose and insulin concentrations in diabetic patients: comparison between the hemodialysis and non-hemodialysis days. Ther Apher Dial. 2007; 11: 288-95.

〈増田貴博〉

3. 慢性透析患者の管理（血液透析編）

6 ▶ 合併症対策

A 腎性貧血

▓ POINT ▓

- 血液透析（以下 HD）患者での貧血の主体はエリスロポエチン（EPO）産生低下による腎性貧血である.
- 治療の基本は外因性 EPO 補充あるいは内因性 EPO 産生刺激療法であり，前者には赤血球造血刺激因子製剤（erythropoiesis stimulating agent: ESA），後者には低酸素誘導因子-プロリン水酸化酵素（hypoxia inducible factor prolyl hydroxylase: HIF-PH）阻害薬がある.
- 成人血液透析患者の治療目標 Hb 値は，10g/dL 以上 12g/dL 未満とされる.
- ESA 過剰投与により高血圧などの心血管系疾患（CVD）合併リスクが増加する. 高用量の ESA 投与にても貧血が改善しない状態を ESA 抵抗性（低反応性）とよび，背景にある原因精査が必要である.

病因・病態	・腎性貧血は，腎尿細管周囲間質に局在する EPO 産生細胞からの，相対的なエリスロポエチン（EPO）産生の低下によるものである[1]. 末期腎不全では，ESA 投与がほとんどの症例で不可欠となる. ESA 投与により，赤芽球系の分化・産生がすすみ，赤血球数が増加するが，十分量の ESA を投与しても貧血が改善しないことがあり，これを ESA 抵抗性（低反応性）とよぶ. 実臨床で遭遇する ESA 抵抗性貧血のほとんどが鉄欠乏や失血によるもので，この他，感染や慢性炎症性疾患，悪性腫瘍の合併によっても ESA 抵抗性となる.
疫学	・血液透析（HD）導入後は，残存腎機能の低下に伴い，90%以上の患者で，腎性貧血を発症する. 頻度は少ないが，喫煙や慢性的な低酸素血症（COPD や心不全などによる）があり，もともと EPO 産生や感受性が亢進した多血症傾向のある患者では，ESA 投与を必要としないこともある. 一方で，ESA 投与を継続的に必要としていた患者が，経過中に ESA 投与なしで Hb 高値を示すようになった場合には，腎細胞がんや肝細胞がんなどの EPO 産生性悪性腫瘍を疑い，精査する必要がある.
症状	・易疲労感や動悸・めまい感・労作時息切れ・浮腫などがみられるが，慢性に経過した場合，症状が自覚されないことが多い. HD 患者では，自尿が減少しほぼ無尿状態

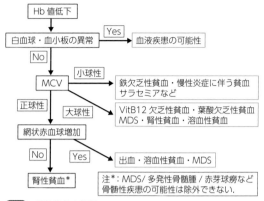

図1 腎性貧血の診断

(慢性腎臓病患者における慢性貧血治療のガイドライン改訂ワーキンググループ. 透析会誌. 2016; 49: 112[1] より改変)

の人も多いことから, 貧血が適切に治療されずに進行し, さらに塩分・水分負荷が加わると, 浮腫の増悪や, 呼吸困難や低酸素血症といった, うっ血性心不全の症状を呈することもある.

診断

• 腎性貧血の診断は, 貧血の主因が腎障害による EPO 低下以外に求められないことが前提であり, 透析患者においても, 貧血をきたす他の要因を除外・鑑別する必要がある. **図1** に診断のフローチャートを示す. 貧血の診断は Hb 値により行うが, 白血球や血小板異常の有無から, MDS など血液疾患についての鑑別ができる. MCV値をみることで, 貧血の分類 (大球性・正球性・小球性) ができ, さらに原因が絞り込める. 網状赤血球の増加も重要な所見であり, 腎性貧血を含めて赤血球産生低下型貧血では, 網状赤血球は正常〜減少している.

治療

• 腎性貧血の治療の基本は外因性 EPO 補充あるいは内因性 EPO 産生刺激であり, 前者には ESA, 後者には HIF-PH 阻害薬がある. 成人血液透析患者の, 維持すべき目標 Hb 値は, 週初めの採血で 10g/dL 以上 12g/dL 未満とされる[1]. ESA 抵抗性の場合は, やみくもに ESA 投与量を増加せず, 抵抗性となっている原因について精査する必要がある.

1) 赤血球造血刺激因子製剤（erythropoiesis stimulating agent: ESA）

- HD 患者には，透析終了時に透析回路から経静脈的に投与する．定期的に血算採血を行い，投与量の調整を行う．過剰投与による副作用をさけるため，投与量は必要最低限とする．個々の症例で，投与開始時および維持目標の Hb 値，さらに必要とされる貧血改善の速度は異なっており，事例に応じて最適な ESA 製剤と投与量を決定する．

a. ESA の種類

- ESA 製剤には，遺伝子組み換えヒトエリスロポエチン（rHuEPO）と EPO 受容体刺激製剤（Darbepoetin: DA），持続型 EPO 受容体刺激製剤（Continuous EPO Receptor Activator: CERA）がある．本邦で使用可能な rHuEPO には，エポエチンアルファ（エスポー®）とエポエチンβ（エポジン®）があり，現在でも広く使用されているが，近年，DA（ダルベポエチン: ネスプ®，1～2 週間に 1 回）や，CERA（エポエチンベータペゴル: ミルセラ®，2 週間～1 月に 1 回）など，血中半減期の長い ESA 製剤の使用が増加している．2019 年に日本人 HD 患者を対象とした観察研究において，長時間作用型 ESA 使用群は，頻回投与型 ESA 使用群と比して，有意に生命予後が不良と報告された[3]．この研究の方法論や結果の解釈については意見がわかれており，現時点では長時間作用型 ESA 使用を制限する必要はないとされ，今後介入研究を含めたさらなる検討が待たれるところである．

b. ESA の副作用

- 高血圧など CVD 発症リスクを増加させる[4]ほか，血栓症の増加や，担がん患者におけるがんの進行，赤芽球癆などが報告されている．以前は rHuEPO による血圧上昇が問題視されたが，近年では適正量の ESA が使用されている限り，血圧上昇が問題となることは少なくなっている．しかし，Hb 値の急激な上昇や治療目標値を超えた過補正により，血栓症発症のリスクが増加し，ひいては CVD 発症リスクの増加につながるとの意見もあり注意が必要である．がんの進行については，ESA 使用との明確な関連を示す報告はないものの，過度の使用は避け，患者の QOL 改善なども考慮した上で貧血治療との兼ね合いで投与量を調整する．赤芽球癆の頻度は非常に稀であり，重度の ESA 抵抗性がある場合に，他の可能性を十分に除外した上で考慮すべき病態である．

c. ESA 抵抗性（低反応性）

- rHuEPO 製剤で 9000 単位/週相当の ESA 製剤を投与しても貧血が改善しない状態をさし，その頻度は HD 患者の 12.5％程度との海外の報告がある．その原因は後述する「機能性鉄欠乏性貧血」や活動性の感染や慢性炎症性疾患，悪性腫瘍の合併がある場合も ESA 抵抗性となる．これらの病態では，炎症性サイトカイン増加やカルニチン低下などの影響で，骨髄での鉄利用障害（機能的鉄欠乏）や赤芽球の EPO 感受性低下，赤血球寿命の短縮を起こし，EPO 抵抗性となる[2]．背景疾患の治療と並行して，HIF-PH 阻害薬やカルニチン製剤の使用を考慮する．その他，ビタミン B_{12}，葉酸，亜鉛，銅などについても欠乏の有無を評価し，適宜補充を行う．

2）低酸素誘導因子-プロリン水酸化酵素（hypoxia inducible factor prolyl hydroxylase: HIF-PH）阻害薬

- HIF-PH 阻害により，転写因子である HIF-α の分解が抑制され，低酸素誘導性遺伝子の転写が活性化する．これにより，内因性 EPO 産生増加や鉄利用の亢進が起こり，腎性貧血を改善する **図2**[5]．副作用として血管増殖作用を有するため，未治療の糖尿病性網膜症患者や悪性腫瘍合併患者での使用は避けることが望ましい．また，血

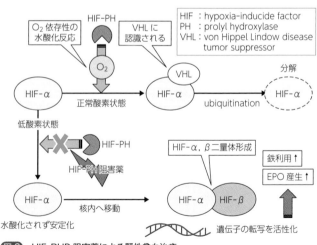

図2　HIF-PHD 阻害薬による腎性貧血治療
(Mimura I, et al. Nat Rev Nephrol. 2010; 11: 667-78[5]) より改変)

表1 HIF-PH 阻害薬の開始用量および投与方法

薬剤名	開始用量〜最大投与量	投与方法
ロキサデュスタット	50mg/日〜3.0mg/kg	週3回, 1日1回
バダデュスタット	300mg/日〜600mg/日	1日1回, 連日
ダプロデュスタット	4mg/日〜24mg/日	1日1回, 連日
エナロデュスタット	4mg/日〜8mg/日	1日1回, 食前・就寝前, 連日

3 慢性透析患者の管理(血液透析編)

栓塞栓症や高血圧症, 高カリウム血症の発症頻度が増加するとの報告もある. その他 HMG-CoA 還元酵素阻害薬(スタチン製剤)との併用で, スタチン製剤の血漿中濃度が上昇し, 筋障害などの副作用出現頻度が増すことが報告されている. 2019年11月, 腎性貧血治療薬として世界に先駆けてわが国で発売された経口の HIF-PH 阻害薬は, 2021年2月現在, 透析患者だけでなく保存期を含む慢性腎臓病患者にも適応を拡大して薬価収載されている. 承認, 発売済みの薬剤には, ロキサデュスタット(エベレンゾ®), バダデュスタット(バフセオ®), ダプロデュスタット(ダーブロック®), エナロデュスタット(エナロイ®)があり, 開始量や投与方法としては, 表1 の通りである. ESA 製剤からの切り替えの際には各薬剤の変更量基準を参考されたい. 国内の第Ⅲ相比較試験で, HIF-PH 阻害薬は DA と変わらない治療効果を示した. また, 慢性炎症による CRP 高値を示す症例で, 目標 Hb 値を維持するため ESA 製剤の投与量が増加するのに対し, HIF-PH 阻害薬群では有意な投与量の増加は認められなかった. 透析ではほとんど除去されないことが確認されている.

3) 鉄剤

- 慢性腎臓病, 特に透析患者では高ヘプシジン血症をきたしており, 骨髄へ運ばれる鉄が減少するため, 一般的な基準の鉄欠乏とは異なる「機能性鉄欠乏状態」になっている. このような状態でも鉄補充すると貧血は改善するが, 一方で細胞内の鉄貯留過剰状態をもたらし鉄による細胞毒性が出現してしまう. このため本邦のガイドラインでは以下の投与法が推奨されている[1]. 十分な ESA 投与下で目標 Hb 値が維持できない患者において, 以下を満たす場合には鉄欠乏があるものとして, 鉄補充療法を開始する[1].

<鉄欠乏を示唆する所見>
- ・鉄利用率を低下させる病態が認められない
- ・血清フェリチン値が 100ng/mL 未満またはトランス

フェリン飽和度（TSAT＝Fe/TIBC×100）が20%未満

- HD患者には，静注鉄による酸化ストレスなどの面から経口製剤による鉄補充が推奨されているが，経口投与が困難な場合は静注製剤を用い以下のような投与法で治療する．通常フェジン®（40mg/2mL/A）を5％ブドウ糖液10mLで希釈したものを，週1回，透析終了時にゆっくり静注する．貧血改善効果の確認と鉄動態評価を行いながら，13回投与までを一区切りとし，血清フェリチン値が300ng/mL以上にならないよう投与する[1]．

予後

- 長期的予後として，Hb値が目標値より低すぎる場合も高すぎる場合も，死亡リスクが増加する．治療目標値を超えたHb値やESAの過剰投与が，CVD発症に強く関連するとの報告もあり，鉄剤との併用などで必要最小限のESAを用いて目標Hb値を維持することが肝要である[6]．海外でのRCTであるCHOIR研究では，目標Hb高値群（〜≧13g/dL）と低値群（9〜11g/dL）とを比較し，高Hb値群における生命予後の改善効果は示されず，むしろCVDリスクの有意な上昇が示された[7]．本邦の観察研究の結果からも，Hb値10〜12g/dLが，死亡リスク低下やQOL改善の面から望ましいとされる[8]．生命予後やQOLの改善には，個人の活動度やCVD既往や合併を考慮し，個々にあわせた目標Hb値を定めることが必要である[1]．

■文献

1) 慢性腎臓病患者における慢性貧血治療のガイドライン改訂ワーキンググループ．2015年度版日本透析医学会 慢性腎臓病患者における腎性貧血治療のガイドライン．透析会誌．2016; 49: 89-158.
2) Macdougall IC, Cooper AC. Erythropoietin resistance: the role of inflammation and pro-inflammatory cytokines. Nephrol Dial Transplant. 2002; 17 Suppl 11: 39-43.
3) Sakaguchi Y, Hamano T, Wada A, et al. Types of erythropoietin-stimulating agents and mortality among patients undergoing hemodialysis. J Am Soc Nephrol. 2019; 30: 1037-48.
4) Szczech LA, Barnhart HX, Sapp S, et al. A secondary analysis of the CHOIR trial that comorbid conditions differentially affect outcomes during anemia treatment. Kidney Int. 2010; 77: 239-46.
5) Mimura I, Nangaku M. The suffocating kidney: tubulointerstitial hypoxia in end-stage renal disease. Nat

Rev Nephrol. 2010; 11: 667-78.
6) 日本腎臓学会, 編. エビデンスに基づく CKD 診療ガイドライン 2018. 日腎会誌. 2018; 60: 1033-193.
7) Singh AK, Szczech L, Tang KL, et al. Correction of anemia with epoetin alfa in chronic kidney disease. N Engl J Med. 2006; 355: 2085-98.
8) Tsubakihara Y, Gejyo F, Nishi S, et al. High target hemoglobin with erythropoiesis-stimulating agents has advantages in the renal function of non-dialysis chronic kidney disease patients. Ther Apher Dial. 2012; 16: 529-40.

〈鈴木倫子〉

B CKD-MBD

POINT

● CKD ステージ G5D 患者の CKD-MBD 管理は，まず補正カルシウム濃度 8.4~10.0mg/dL, リンは血清リン濃度 3.5~6.0mg/dL へのコントロールを優先する.

● 上記範囲内へのコントロールを行いながら iPTH 60~240pg/mL になるよう PTH 抑制薬の投与を行う.

● PTH 管理が十分な例でも骨密度の評価を行い, 低値例では骨粗鬆症に対する治療も考慮する.

● 心血管系の石灰化を伴う骨粗鬆症合併 CKD-MBD 患者では, 造骨系マーカーである骨型アルカリフォスファターゼ（BAP）や骨吸収マーカーである酒石酸抵抗性フォスファターゼ（TRACP5b）などの骨代謝マーカーによる評価も併用する.

病因・病態	・慢性腎臓病の進行と，それに伴う CKD-MBD 病変の発症については,『腎臓内科グリーンノート』に詳細が記載されているので参照されたい. 末期腎不全患者では SHPT により骨吸収亢進状態になっているが, 骨から遊離されたカルシウム, リンは尿中に排泄できず, 過剰に形成されたカルシウム・リン・fetuin-A などの複合体である calciprotein particle（CPP）が動脈壁をはじめとする軟部組織に沈着し異所性石灰化を生じる. 本稿では,このような異所性石灰化に重要な役割をもたらす,透析患者でのリン, カルシウムの恒常性異常について述べる.

1) リンの恒常性異常

・リンは腎機能正常者では食事中から 1 日 1500mg 摂取され便中に 600mg, 尿中に 900mg 排泄されバランスを保っている. 末期腎不全患者では尿中へのリン排泄能

が廃絶していることから，1日あたり900mgのリンが体内に蓄積することになる．透析患者では体重あたり1.2g/kgのたんぱく質摂取制限が行われており，たんぱく質1gあたりリン15mgで換算すると，体重60kgの透析患者では1日あたりのリン摂取量は約1gとなる．このうち40%が便中に排泄されることから1日あたり600mg，1週間で4200mg前後のリンが体内に吸収される．1回の血液透析では約1000mgのリン除去が可能なため週3000mgのリンが濾過されるが，1200mg/週のリンが体内に蓄積してしまう結果になる．このようなリンの体内への蓄積は異所性石灰化，動脈硬化を生じ透析患者の心血管系病変の悪化や骨脆弱性による骨折率の増加をきたす．このため，リンの出納バランスを保つ治療が必要になり，透析以外にもリン吸着薬による食物からのリン酸吸収抑制などが必要となる．

2）カルシウムの恒常性異常

- 健常者では1日あたり食事から約1000mgのカルシウムを摂取し，そのうち750mが便中に排泄され250mgが尿中に排泄される．また，カルシウムもリンと同様に血清カルシウムは体内カルシウムの1%未満で，そのほとんどが骨に貯蔵されている．血清カルシウム濃度は通常8.5〜10.5mg/dLと比較的狭い範囲にコントロールする必要があり，このコントロールに関わる主な因子は，PTHと1,25(OH)$_2$ビタミンD$_3$（カルシトリオール）である．しかし，末期腎不全患者では尿中からの排泄能は低下するが，カルシトリオールの活性化障害による腸管からのカルシウム吸収障害により，全体としては低カルシウム血症となり，これを代償するため骨からのカルシウム放出を促進するため続発性副甲状腺機能亢進症（secondary hyperparathyroidism: SHPT）が生じる．

診断

1）iPTH測定

- 末期腎不全患者では上記のような機序により高率にSHPTを合併している．末期腎不全患者の低下を生じる因子としては副甲状腺ホルモンが最も影響をもたらすことが知られている．このため，CKD-MBDの管理については PTH の適正なコントロールが必要になるが，透析療法を行っている患者では生命予後の観点から，血清カルシウム，リン濃度を適正レベルにコントロールした状態でPTHをコントロールすることが推奨されている[1]　**図1**．カルシウムは補正カルシウム濃度8.4〜

血清 P 濃度と血清補正 Ca 濃度を指標に 9 つのパターンに分け治療法を選択する.

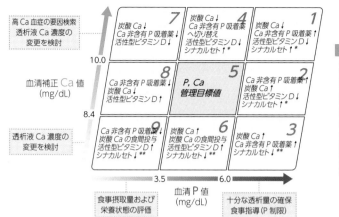

図1　9分割図　リン（P），カルシウム（Ca）の治療管理法
↑: 開始または増量, ↓: 減量または中止
*: 血清 PTH 濃度が高値, **: もしくは低値の場合に検討する
(日本透析医学会. 日本透析医学会誌. 2012; 45: 311[1])

10.0mg/dL, リンは血清リン濃度 3.5～6.0mg/dL への
コントロールをまず行い, この範疇に入らない場合は, よ
り適正化するよう, カルシウム含有, 非含有リン吸着薬
や, カルシトリオール, カルシミメティクスの投与方法
を変更し, iPTH60～240pg/mL にコントロールするこ
とが推奨されている.

2) 骨塩, 骨代謝マーカー測定

- 慢性腎臓病に伴う骨・ミネラル代謝異常の診療ガイドラ
  インは 2012 年に策定され, 透析患者の生命予後を元に
  策定された画期的な治療指針であるが, 骨密度は治療指
  針に反映されていない. 我々は以前より, iPTH が良好に
  コントロールされている群においても女性透析患者では
  骨吸収マーカーが男性に比べ有意に高値であることを報
  告しており[2], 骨密度や骨代謝マーカーの測定が ESKD
  患者でも重要であることを示してきた. 世界的にも
  KDIGO ガイドライン 2017 年改訂版で「CKD-MBD を
  示す所見, 骨粗鬆症の危険因子のいずれかまたは両方を
  有する CKD ステージ G3a-G5D 患者において, その結
  果が治療法の選択に影響を与える場合は, 骨密度検査を
  骨折リスク判定のために行うことが望ましい (2B).」と
  いう主旨の文言が新たに追加され, CKD-MBD 管理にお

表 1 保険収載されている血清骨代謝マーカー

		基準値	腎機能による影響
骨形成マーカー	血清 BAP	2.9〜14.5Ug/L(CLEIA) 7.9〜29.0U/L(EIA)	(−)
	血清 P1NP	17.1〜64.7Ug/L	(−)
骨吸収マーカー	血清 TRACP5b	120〜420 m U/dL	(−)
	血清 NTX	7.5〜16.5nmolBCE/L	(+)
	血清 CTX	0.100〜0.653ng/mL	(+)

BAP: 骨型アルカリフォスファターゼ，P1NP: Ⅰ型プロコラーゲン-N-プロペプチド，TRACP5ｂ: 酒石酸抵抗性フォスファターゼ，NTX: Ⅰ型コラーゲン架橋 N-テロペプチド，CTX: Ⅰ型コラーゲン架橋 C-テロペプチド

ける骨密度の重要性が改めて示された[2]．骨密度検査は，近年，Dual-Energy X-Ray Absorptiometry (DXA) 法による骨密度（Bone Mineral Density: BMD）測定がより一般的に行われるようになってきた．ESKD 患者を対象にしたメタ解析（6 研究，683 名）の結果が既に発表されており，椎体骨と橈骨遠位部での BMD 低下と骨折との関連が明らかとなっている．また，血管，心臓弁核の石灰化を有する症例では生命予後が不良であり，このような例での BMD 低下抑制が重要であることがガイドラインに追記された[3]．しかし，骨密度は個々の症例の体格，運動，生活背景などにより個体差が大きく，また，骨密度の低下をきたしてから改善させることは困難である．骨吸収亢進状態を早期に検出するためには骨代謝マーカーを用いることが有用であり，本邦でも，骨粗鬆症の評価因子として保険適応がある **表 1**．ESKD 患者では腎機能の影響を受けるため，尿で測定する項目は用いることができず，また，腎排泄性のマーカーも不適格であることから骨形成マーカーとしては BAP や P1NP が，骨吸収マーカーとしては TRACP5b が用いられる．これら骨代謝マーカーを全例に用いてスクリーニングすることは推奨されていないが，一方で動脈，弁膜の石灰化を伴う例などには骨代謝マーカーを用いることが，予後改善のためにも有効とされている[3]．

治療

・ESKD の CKD-MBD 治療については外科的な副甲状腺切除術（PTX）と内科的な薬物療法がある．PTX は反回神経麻痺などの合併症の危険性があることから，薬物治療抵抗性の SHPT に対して行われる．薬物療法は大きく分け以下の 3 つに大別することができる．

1）リン吸着薬の投与

・リン吸着薬についてはカルシウム含有リン吸着薬（calcium-based phosphate binder: CBPB）と非含有リン吸着薬（NCPBP）に大別することができる．後者はさらに金属塩型と非金属塩型（ポリマータイプ）に分けられる．ESKD 患者は本来低カルシウム血症をきたす．しかし，カルシウム負荷は異所性石灰化による心血管系合併症の発症率を上昇させることから近年では炭酸カルシウムのような CBPB の大量使用（$CaCO_3$ 換算値で 3g/日以上）は避けるべきとされており，NCBPB の使用が推奨されている [3]．NCBPB については，金属塩型ではアルミニウム製剤の使用は禁忌であり，本邦で使用可能な薬剤はランタン含有製剤と鉄含有製剤に分けられる．鉄含有リン吸着薬は機能的鉄欠乏性貧血を合併している

表 2 PTH 抑制薬とリン吸着薬

PTH 抑制薬

分類	一般名	主な商品名	剤形
ビタミン D_3 製剤	アルファカルシドール	アルファロール	経口製剤
	カルシトリオール	ロカルトロール	経口, 静注製剤
ビタミン D_3 アナログ	マキサカルシトール	オキサロール	静注製剤
	ファレカルシトリオール	フルスタン/ホーネル	経口製剤
カルシミメティクス	シナカルセト	レグパラ	経口製剤
	エボカルセト	オルケディア	経口製剤
	エテルカルセチド	パーサビブ	静注製剤

リン吸着薬

分類		一般名	主な商品名	内服タイミング
カルシウム含有製剤		炭酸カルシウム	カルタン	食直後
		炭酸ランタン	ホスレノール	食直後
カルシウム非含有製剤	金属塩型	クエン酸第二鉄	リオナ	食直後
		スクロオキシ水酸化鉄	ピートル	食直前
	非金属塩（ポリマー）型	塩酸セベラマー	フォスブロック, レナジェル	食直前
		ビキサロマー	キックリン	食直前

ESKD 患者には，ポリファーマシー改善効果もあり有用であるが，鉄含有 NCBPB に限定した CBPB との大規模比較研究は未だなされていないので今後の検討結果が待たれる．ポリマータイプについては，65 歳以上の透析患者を対象とした検討では，生命予後，心血管イベントの発現率いずれも有意差が認められなかったとの報告があり[4]，便通異常を伴う例での使用などについては検討を要する．

2) SHPT の治療

- SHPT に対する治療薬は活性型ビタミン D_3 製剤とカルシミメティクスに大別することができる．透析導入期の副甲状腺は組織学的には過形成になっていることが多いため，透析導入期はカルシトリオールなどの活性型ビタミン D_3 製剤を用いることが望ましい．活性型ビタミン D_3 製剤にはカルシウム，リンを上昇させる作用があるが筋力や免疫力の増強効果が認められている．一方，ビタミン D_3 アナログは，副甲状腺腫などに組織型が変容し活性型ビタミン D_3 に耐性化した SHPT にも有効である．活性型ビタミン D_3，アナログ製剤のいずれも静注薬があり，ときに静注パルス療法が行われるが，高カルシウム，高リン血症には十分注意を要する．カルシミメティクス製剤は，副甲状腺細胞のカルシウム・センシング・レセプターに結合し，PTH の分泌を抑制する．血清カルシウム，リン濃度の上昇をもたらさないなどのメリットがあるが，本邦では腎移植後の継続使用ができない．また，腎移植患者では移植後投与中止により SHPT 発症頻度が上昇し移植腎生着率に悪影響を及ぼすことが知られており，腎移植予定患者では副甲状腺切除術による腎移植前治療を検討する．

3) 骨粗鬆症に対する治療

- CKD ステージ G5D 患者における骨粗鬆症の薬物療法による介入は骨折リスクの低減効果や心血管系合併症低減効果が認められ骨密度低下患者では積極的な治療が推奨されている．一般的に骨粗鬆症の治療は整形外科医が行うことが多いが，ビタミン D_3 製剤の投与量や SHPT 治療に対する PTH 抑制薬の併用など，多岐にわたり腎機能正常者と異なる点が多いため，透析治療を行う医師も骨粗鬆症の薬物治療については習熟しておく必要がある．具体的な骨粗鬆症治療薬については『腎臓内科グリーンノート』の CKD-MBD に薬剤と治療法の詳細が記載されているので参照されたい．

■文献

1) 日本透析医学会. 慢性腎臓病に伴う骨・ミネラル代謝異常の診療ガイドライン 2012. 日本透析医学会誌. 2012; 45: 301-56.

2) Saito O, Saito T, Asakura S, et al. The effect of raloxifene on bone turnover markers and bone mineral density in women on maintenance hemodialysis. Clin Exp Nephrol. 2011; 15: 126-31.

3) Ketteler M, Block GA, Evenepoel P, et al. Executive summary of the 2017 KDIGO Chronic Kidney Disease-Mineral and Bone Disorder (CKD-MBD) Guideline Update: what's changed and why it matters. Kidney Int. 2017; 92: 26-36.

4) Spoendlin J, Paik JM, Tsacogianis T, et al. Cardiovascular outcomes of calcium-free vs calcium-based phosphate binders in patients 65 years or older with end-stage renal disease requiring hemodialysis. JAMA Intern Med. 2019; 179: 741-9.

〈齋藤 修〉

C 心不全，虚血性心疾患

POINT

● 心不全は，透析患者の死亡原因の 20～30％を占める.

● 透析患者では，HFpEF（左室収縮能保持心不全）の段階で発見することが重要である.

● 長期予後改善には，レニン・アンジオテンシン系阻害薬やβ遮断薬が有用であるが，透析患者に特徴的な，ビタミン B₁ や遊離カルニチン欠乏などによる心不全悪化因子にも留意し，必要に応じて補充療法を行う.

病因・病態

・心不全とは，心臓に器質的あるいは機能的異常が生じて心ポンプ機能の代償機転が破綻し，収縮不全や拡張不全をきたした病態である.

・心不全の原因疾患は，虚血性冠動脈疾患，高血圧，弁膜症が特に多く，心外膜・心筋・心内膜疾患，大動脈疾患，不整脈，内分泌異常など，多岐にわたる. 特に腎機能障害においては心腎連関とよばれる相互に悪影響を及ぼし合う関連性が指摘されている.

・いずれの原因によっても，大半が慢性心不全として経過し，急性増悪により急性心不全を反復しやすく，突然死をきたしたり，徐々に治療抵抗性となって致死的になる. また, 収縮力低下をきたした心不全（heart failure with reduced left ventricular ejection fraction: HFrEF）の予後はきわめて不良で治療困難であることから，拡張障害のみで左室収縮力が保たれている段階の心不全

慢性透析患者の管理（血液透析編）

(heart failure with preserved left ventricular ejection fraction: HFpEF) の段階で早期発見, 治療を行う必要がある.

- 透析患者では, 腎不全原因疾患である, 高血圧症や, 糖尿病などに加え, 心腎連関による慢性心不全を合併していることが多く, その状態で腎不全によるナトリウム, 水利尿不全による溢水の悪化と血液透析では内シャントによる心臓への圧負荷が加わり, 心不全の増悪因子となる.
- また, 透析患者は易感染状態でもあり, シャント穿刺などを契機として感染性心内膜炎を合併した場合, 弁膜破壊から急性心不全に至る例もある.
- 長期にわたる透析の結果, 動脈硬化や左室肥大が進行し, 冠動脈血流低下や弁膜症合併, 心筋酸素需要亢進から慢性心筋虚血が生じて, 慢性心不全となりやすい.
- さらに維持期透析患者の心不全の原因としては, 過大シャント血流や貧血, 水溶性の必須微量物質であるビタミン B_1 欠乏症やカルニチン欠乏症も注意すべきである.

疫学

- 本邦における透析患者の心不全による死亡は, 23.5%で感染症や悪性腫瘍よりも多く, 1983年以降, 死因第一位を現在まで継続しており, 透析患者の予後を規定する重要な疾患である[1]. 透析患者においては男性よりも女性での心不全死亡割合が高い. また, 透析導入時点で, 多くの患者に冠動脈疾患を認め, 30%の患者は心不全を合併しているともいわれる.

症状

- 左心系の圧上昇による肺静脈うっ血, 右心系の圧上昇による体静脈うっ血, 左室拡張能障害 (HFpEF) からさらには左室収縮能障害 (HFrEF) に進行し, 以下の心不全症状が顕在化してくる.
  1) 肺静脈うっ血: 労作時息切れ, 起坐呼吸, 頻呼吸, 喘鳴, 安静時・夜間の呼吸困難
  2) 体静脈うっ血: 全身性浮腫, 頸静脈怒張, 肝脾腫大, 食思不振
  3) 心拍出量減少: 血圧低下, 頻脈, 四肢冷感, 冷汗, チアノーゼ, 失神, 不穏

診断

- 一般的な心不全スクリーニング検査に加え, 透析患者では以下の検査項目の追加が心不全診断や予後予測, 治療方針決定のために有効である.

JCOPY 498-22470

a. 血中脳性ナトリウム利尿ペプチド前駆体 N 端フラグメント（N-terminal pro-brain natriuretic peptide: NT-proBNP）

血中脳性ナトリウム利尿ペプチド（brain natriuretic peptide: BNP）値

- これらは主に心室の負荷により分泌が亢進するバイオマーカーであり，心不全の診断，および透析患者の心血管死と関係する．
- 一般にはカットオフ値は BNP≧100pg/mL，または NT-proBNP≧400pg/mL であるが，腎機能低下でクリアランスが低下するため，維持透析患者ではより高値を示す．また，個体間差が大きく，相対評価が適している．BNP に比べ NT-proBNP は，温度や経過時間による測定誤差が少ないため外注検査で評価する場合は BNP より有用である．
- 末期腎不全（end-stage kidney disease: ESKD）患者においても，健常人と同様に NT-proBNP，BNP いずれも高値になるほど心血管イベント，心血管死のリスクは上昇する．2020 年のメタ解析結果では，NT-proBNP＞2000pg/mL で心血管イベント 1.65 倍，心血管死 1.45 倍，NT-proBNP＞6000pg/mL で心血管イベント 4.20 倍，心血管死 2.61 倍，BNP＞100pg/mL で心血管イベント 1.79 倍，心血管死 3.14 倍，BNP＞550pg/mL で心血管イベント 4.00 倍，心血管死 2.54 倍に上昇するとの報告もあり[2]，NT-proBNP や BNP の上昇を認めた際には，心不全悪化の積極的な精査が推奨される．

b. 代謝性因子の測定

- 水溶性低〜中分子物質であるビタミン B_1 や遊離カルニチンは透析での除去により透析患者では欠乏症を併発していることが多い．このため心不全合併透析患者では透析後にこれらの血中濃度を測定する．

c. 心エコー検査

- 自覚症状の有無にかかわらず，内シャント造設可能かを評価するためにも透析導入期より心エコー検査は経時的に行うべきである．
- 左室の収縮や拡張障害，心肥大，弁膜症，局所の壁運動異常，心嚢水の有無などを評価する．
- 透析患者では，透析導入時点ですでに高血圧由来の左室肥大がみられる場合が多く，左室内腔が狭小化し拡張不全に移行しやすい．そのように左室が硬直している患者では，二次的に左房圧が上昇して肺水腫を容易に合併す

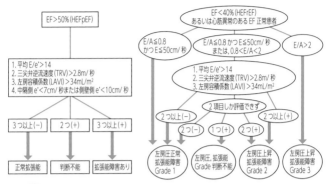

図1 米国心エコー学会による左室拡張障害の診断, および重症度判定の
アルゴリズム

E: 僧帽弁口流速波形の拡張早期波, A: 僧帽弁口流速波形の心房収縮期波,
e': 僧帽弁輪運動波形拡張早期波
(Nagueh SF, et al. J Am Soc Echocardiogr. 2016; 29: 277-314[3])
より改変)

るだけでなく, 透析での除水に伴う血圧低下などの血行
動態不安定化を生じる. 透析患者においては特に, 左室
駆出率 (ejection fraction: EF) >50%に保たれてい
たとしても拡張障害や心肥大の評価が重要である.

- 一方, EF<50%の患者ではすでに拡張障害を合併して
いるため, EF>50%に保たれた患者とは異なり, 拡張障
害の重症度を評価する **図1**. 拡張障害の重症度は予後
と相関するといわれている. また同時に, 壁運動異常や
弁膜症, シャント圧負荷の影響の評価も行う.

治療

- 心不全の治療目標は循環動態, 症状の改善および, 心不
全の進行を抑制し生命予後を改善することである.
- 慢性心不全では心拍出量低下を代償するために左室リモ
デリングが生じるが, リモデリングは心不全をさらに増
悪させる悪循環となる. リモデリングを抑制するために
はレニン・アンジオテンシン系 (renin-angiotensin-al-
dosterone system: RAAS) を抑えることが重要であ
り, そのための薬剤として RAAS 阻害薬, β遮断薬が主
に用いられている. 非 ESKD 患者では抗アルドステロン
薬や, 近年は SGLT2 阻害薬の有用性が示されているが,
透析患者ではナトリウム利尿効果がなく, 効果が期待で
きない.

薬物療法

a. アンジオテンシン変換酵素（angiotensin converting enzyme: ACE）阻害薬

アンジオテンシンⅡ受容体拮抗薬（angiotensin Ⅱ receptor blocker: ARB）

- 両薬剤とも RAAS 阻害薬として，左心機能不全による心不全患者の生命予後改善作用を有する．
- 心血管イベント抑制に対して ACE 阻害薬と ARB はほぼ同等の効果がある．ACE 阻害薬は空咳などの副作用がみられることや，透析性が高いため，より透析性が低くそのような副作用のない ARB のほうが使用しやすいが，非透析患者を含め，ACE 阻害薬よりも ARB のほうが心不全治療に有効であるとの報告はない．
- 透析患者であっても心不全合併例では高 K 血症に注意して，少量からの開始を推奨する．
- 近年，欧米では保存期腎不全患者を含む重症心不全患者ではアンジオテンシン受容体 - ネプリライシン阻害剤（angiotensin receptor-neprilysin inhibitor: ARNI）は ACE 阻害薬より良い効果を示しクラス 1 の推奨とされているが，本邦においてはまだ非透析患者でも使用申請中である．ネプリライシンは心房性ナトリウム利尿ペプチド（atrial natriuretic peptide: ANP）や BNP などのナトリウム利尿ペプチドやブラディキニンを分解する酵素であり，これを阻害することにより血管拡張や抗炎症効果をもたらすと考えられている．欧米では，保存期腎不全患者にも利尿効果を有し腎機能保持や重症心不全治療には有用との報告があるが，ESKD 合併心不全患者への効果は未だ不明である．

b. β遮断薬

- 慢性心不全患者においてカルベジロール，ビソプロロールは生命予後改善効果がある．患者の状態が安定しているときに少量より開始し，数日〜数週間ごとに徐々に増量して用いる．増量時は，心不全の増悪，低血圧や徐脈の出現に注意する．
- カルベジロールは喘息患者に禁忌である．
- カルベジロールはα遮断作用も有するため，ふらつきなどの症状がある場合はビソプロロールへの変更も選択肢となる．
- 透析患者において，カルベジロールは減量の必要はないが，ビソプロロールは減量が必要になることは注意すべきである．

c. Ca 拮抗薬

- Ca 拮抗薬は心不全患者の予後改善に有効であるとの十分なエビデンスはない. 陰性変力作用を有する Ca 拮抗薬については, 心不全を悪化させる危険性があり, 積極的にはすすめられない. 冠動脈狭窄合併例などでは虚血改善に有効であり, 末梢動脈拡張による後負荷軽減作用は心不全治療にもなるため, 虚血性心疾患合併例では, 長時間作用型のジヒドロピリジン系薬剤の使用が推奨される.

d. 硝酸薬

- ニトログリセリン, 硝酸イソソルビドは, 冠血管拡張効果とともに, 低用量では前負荷軽減効果, 高用量では後負荷軽減効果があり, 特に虚血性心疾患による心不全治療に有用である. しかし, 長期使用においては耐性が発現するため注意が必要である.

e. 昇圧薬

- 昇圧薬使用は長期生命予後改善には否定的であるが, 循環動態改善には有用である.
- 慢性心不全透析患者においては透析中の血圧低下に対してドロキシドパ (ドプス®) や, アメジニウム (リズミック®) がよく用いられる.
- しかし, 心筋酸素需要を増大させて生命予後を不良にする場合があるため, 必要最小限の使用が望ましい.
- 左室収縮力が低下した急性心不全においては, ドブタミン, ドパミン, ノルアドレナリンなどの静脈注射が行われる.

f. ジギタリス

- ジギタリスは心房細動を伴う心不全患者に用いられる. ジギタリスは症状改善には有用だが, 予後を改善するかどうかに関してのエビデンスは乏しく, 透析患者においてはむしろ死亡リスクが増大したとの報告もある. 血中濃度上昇や低 K 血症で死亡リスクが増大することも考慮し, 透析患者においては慎重投与とすべきである.

g. ミネラルコルチコイド受容体拮抗薬
(mineralocorticoid receptor antagonist: MRA)

- 透析患者に対する MRA 使用は本邦では禁忌となっている.

h. その他

- 透析患者では, 食事制限や透析による除去のため, ビタミン B_1 やカルニチン欠乏症を併発しやすい. ビタミン B_1 欠乏症は脚気心とよばれる高心拍出性心不全を, カル

ニチン欠乏症は心筋障害，心収縮力低下から心不全を悪化させる．また，ビタミン B_6，B_{12} や葉酸の欠乏は高ホモシスチン血症をきたし心不全悪化因子となることから，低栄養状態にある透析患者の心不全では水溶性の必須微量物質の補充を考慮する必要がある．

- 非薬物療法としては重症心不全例の呼吸不全に対して非侵襲的陽圧換気（non-invasive positive pressure ventilation: NPPV）の有効性が報告されている．また，心負荷低減のためには hANP や NT-ProBNP などを指標とした適正な dry weight 設定も重要である．

予後

- 透析患者が心不全を合併すると予後が悪く，5 年生存率が 12.5%との報告もある．
- 透析患者が心不全を発症，再発せずに生命予後を改善するためには，予防が重要であると考える．
- 定期的な心エコー検査により心機能を評価することは，心不全予防につながる．
- 心不全が進行した透析患者では，透析シャントが過大な前負荷となりうるため，シャントを閉鎖し動脈表在化や長期型バスキュラーカテーテルへの透析アクセス変更も選択肢となりうる．
- 高血糖，貧血，るい痩，脂質異常，血清アルブミン濃度低下，過剰な塩分・水分摂取，内服アドヒアランス不良，喫煙，過度のアルコール摂取，高 Ca 血症・高 P 血症による動脈硬化進行などは心不全増悪の危険因子であり，透析での管理に加え，食事，運動など十分な患者教育を行う必要がある．

■文献

1) 日本透析医学会統計調査委員会. わが国の慢性透析療法の現況（2018 年 12 月 31 日現在）. 2019.
2) Harrison TG, Shukalek CB, Hemmelgarn BR, et al. Association of NT-proBNP and BNP with future clinical outcomes in patients with ESKD: a systematic review and meta-analysis. Am J Kidney Dis. 2020; 76: 233-47.
3) Nagueh SF, Smiseth OA, Appleton CP, et al. Recommendations for the evaluation of left ventricular diastolic function by echocardiography: an update from the American Society of Echocardiography and the European Association of Cardiovascular Imaging. J Am Soc Echocardiogr. 2016; 29: 277-314.
4) 日本透析医学会. 血液透析患者における心血管合併症の評価と治療に関するガイドライン. 透析会誌. 2011; 44: 337-

3 慢性透析患者の管理（血液透析編）

425.
5) Yancy CW, Jessup M, Bozkurt B, et al. 2013 ACCF/AH
A guideline for the management of heart failure: a
report of the American College of Cardiology Founda-
tion/American Heart Association Task Force on prac-
tice guidelines. Circulation. 2013; 128: e240-e327.

〈村上琢哉〉

D PAD

■ POINT

● 維持透析症例は末梢動脈疾患（PAD）を高頻度に合併し，それが生命予後に大きく影響する．

● CKD の進行に伴って，LDL コレステロールなど古典的な動脈硬化因子よりも，Ca/P 代謝，炎症，酸化ストレス，貧血，低栄養など非古典的なリスク因子の寄与が大きくなる．

● 腎不全症例の PAD は膝関節以下の末梢性・びまん性病変が特徴であり，血管石灰化のため ABI 値は高値を示す．

● 無症状のまま進行して重症下肢虚血（CLI）として突然発症することが多い．

● 糖尿病合併例では血行障害と神経障害が併存し，感染が加わると複雑な病態となるため，多職種のフットケアが必要であり，血管専門医・形成外科医・整形外医の緊密な連携も重要である．

| 病因・病態 | ・末梢動脈疾患（PAD）は，単なる「下肢末梢の動脈硬化病変」ではなく，「末梢まで動脈硬化が進展した病態」と考えられ，高率に冠動脈・脳血管疾患を合併するため予後不良である．臨床で遭遇する PAD のほとんどは閉塞性動脈硬化症（ASO）であるが，CKD が進行し維持透析に至るにつれて古典的リスクファクター（喫煙，LDL，高血圧，糖尿病など）の関与は限定的となり，むしろ非古典的因子（non-HDL コレステロール，Ca/P 代謝，慢性炎症，酸化ストレス，貧血，低栄養など）の比重が格段に増大する[1]．透析症例ではスタチン単独でイベント抑制効果が証明できておらず，腎不全症例の動脈硬化の病態は特殊である．透析症例の特徴は以下の通りである． |

① 膝関節以下の，末梢かつびまん性の病変が多い．

② 血管内膜のアテローム硬化に加え中膜のメンケベルク型石灰化が著明で，ABI で偽陰性を示し血行再建術上の障害になる．

③ 間欠跛行など自覚症状に乏しく，いきなり重症下肢虚血（CLI）として発症することが多い．

④ 糖尿病性神経障害や栄養障害のため創傷治癒がしに

くい.

⑤ 血管内治療 (EVT) およびバイパス術後の成績や, 下肢切断後の生命予後も不良である [2].

疫学

- 45〜60 歳の一般人口集団での PAD の有病率は約 2% である.
- 保存期 CKD において, 腎機能低下は PAD の 2.5 倍の独立した危険因子である.
- 自覚症状・ABI (足関節上肢血圧比)・SPP (皮膚灌流圧) をあわせて評価した場合, 透析導入時点での PAD の頻度は 24.6%, 維持透析症例全体ではさらに高率で 40% に達し, その約半数は無症状である [2]. 糖尿病を有する CKD 症例は非糖尿病にくらべて 4.18 倍の危険度を有する.
- 下肢切断率に関しては, 糖尿病非 CKD 症例は対健常人で 1.63 倍, 非糖尿病透析症例は 82.6 倍, 糖尿病透析患者は 481.4 倍となる.
- わが国の透析導入期の患者の半数は冠動脈狭窄を有しており, 透析患者の死因の 40% は心血管疾患である.

症状

- PAD では下肢の虚血により間欠性跛行, 安静時疼痛, 冷感, 潰瘍形成, 壊死などを呈する. 自覚症状にもとづく Fontaine 分類のほかに, 客観的検査成績を加味した Rutherford 分類も用いられる **表1**. Rutherford 重症度分類は客観的であるが透析症例ではトレッドミル運動

表1 PAD の症状と重症度分類

Fontaine 分類		Rutherford 分類*		ABI	治療
Stgae	所見	Category	臨床所見	参考値	
I	無症候	0	無症状〜有意閉塞なし	0.9〜0.7	禁煙・動脈硬化因子の管理・フットケア
II	間欠性跛行	1	軽度跛行		上記に加え, 薬物療法・運動療法 (血行再建術)
IIa	軽度 (>200m)	2	中等度跛行	0.7〜0.4	
IIb	中等〜重度 (<200m)	3	重症跛行		
III	安静時疼痛	4	安静時疼痛	0.4〜0	上記に加え, 血行再建術
IV	潰瘍・壊疽	5	小組織欠損	0.2〜0	上記に加え, 血行再建術, 創部処置
		6	広範囲組織欠損		

*客観的基準としてはトレッドミル負荷後の足関節血圧・趾動脈圧などが示されている.

表2 間欠跛行の鑑別診断

	PAD	腰部脊柱管狭窄
疼痛部位	片側腓腹筋肉痛	両側臀部〜大腿後面のしびれと痛み, 腰痛は軽度
運動による誘発	一定の再現性あり	変動がある
安静の影響	速やかに軽減	時間を要する
体位の影響	なし	腰椎前屈で改善
理学所見	脈拍触知不良, 冷感, Ratschow 試験陽性*	脈拍触知良好

＊臥位で下肢を挙上し足首回旋 30 回運動後の虚血所見（皮膚蒼白）と下垂 1 分後の回復遅延を観察する.

負荷は実施困難であることも多く, より簡便な Fontaine 分類が多用される. Fontaine の Stage Ⅲ（安静時疼痛）は Rutherford 分類の 4 と同じで, それ以上は CLI として血行再建術を考慮してもよい. 間欠跛行は症状が出現する距離に再現性のある下腿腓腹部の筋肉痛が特徴的で, 脊柱管狭窄症（LSCS）による跛行は前傾姿勢で軽快することなどから鑑別されるが（表2）, PAD と LSCS は 14％程度の合併する. 安静時疼痛は夜間に増悪するが, 下腿の下垂により改善することがあり, 患者はしばしばベッドから下腿を下方に投げ出している. 透析除水後半に疼痛と冷感が増強することもしばしば経験される. 維持透析症例は活動性が低下しあまり歩行しないため跛行の訴えが少なく, また糖尿病例は神経障害のため疼痛を感じないことなどから, 無症状のまま病状が進行して CLI として突然発症することが多い[5]. CLI の責任病巣は多くの場合膝窩以下である. ASO では血流が低下して後脛骨動脈や足背動脈の拍動が減弱し, 足の冷感やチアノーゼを認める. 乾燥と貧栄養のため重篤な感染症にいたることはむしろ少なく, 最終的に黒色壊死（ミイラ化）に至ることがある. 虚血による疼痛管理はオピオイドを使用しても困難なことが多い. 一方, 糖尿病症例では血流分布異常にもとづいて荷重骨である足根骨の変形を生じ（シャルコー足やハンマートウ変形）, 変形突出部分に鶏眼・胼胝を形成して難治性皮膚潰瘍形成の重要な原因となる. 胼胝下の黒色出血点は潰瘍の発生を示唆する. 末梢神経障害を主体にする場合の糖尿病足は, 動脈を触知して皮膚温も暖かいことが多く, 豊富な血流のため重篤な軟部組織感染を起こしやすい[4]. 血行障害と神経障害がさまざまな程度に合併して多彩な病状を呈す

ることもある.

診断

・足背動脈や後脛骨動脈を触知しても PAD の存在は否定できない. 下肢虚血症状とともに, ABI, SPP, 画像所見などを総合して診断する.

1) ABI

・無症状を含めすべての透析患者は年 1 回の ABI 測定を推奨.

・下肢血圧は上肢より 10～20mmHg 程度高値なので足関節と上腕の血圧比は通常は 1 以上である.

・0.9～1.3: 正常範囲, <0.9: 動脈狭窄, >1.3: 動脈壁の肥厚・硬化と判断される（血管石灰化のある透析症例では ABI は高値を示すため, 維持透析患者の ABI 基準値を 1.02～1.42 とする報告もある）.

2) SPP

・皮下 1～2mm の皮膚組織灌流圧を測定するため動脈石灰化の影響が少ない.

・正常値は 80mmHg 以上で, 50 以下は低灌流 (PAD) であり, 30 以下に低下すると創傷治癒は困難・血行再建要検討.

3) 動脈造影

・リアルタイムの血流や側副血行路など情報量が豊富だが侵襲が大きい.

4. 造影 CT

・下肢動脈全体の病変を把握できるが, 石灰化部分の内腔狭窄の評価は困難であるため, 石灰化検出に優れる MIP 法にサブトラクションを併用し内腔描出可能な MPR 法などが開発されている.

5. MRI/MRA

・無侵襲な検査法であるが, 造影 CT に比較して解像度が低いこと, 高度石灰化や金属ステント, 乱流部分があるとアーチファクトが生じること, Gd 造影は腎不全症例に禁忌とされているなどの欠点がある.

治療

・治療目標は QOL の改善, 救肢, 心血管合併症の予防である. 全身の血管病変の検索をすすめるとともに, 禁煙と動脈硬化リスクファクターの管理は必須である. 治療薬の中心は **表3** の抗血小板・血管拡張薬である. 腎不全では消化管出血などが合併しやすいため注意する. LDL アフェレーシスは LDL のみならずフィブリノーゲンの低下や NO・PGI_2 産生増加など多面的効果がある

表3 PAD の治療薬

薬剤名	投与量	薬効・適応
1) シロスタゾール	1 回 100mg, 1 日 2 回	PAD の間欠跛行の第一選択. 心拍増加のためうっ血性心不全に禁忌. 透析症例では半量からの開始. PDE3 阻害薬.
2) サルポグレラート	1 回 100mg, 1 日 3 回	抗血小板＋血管収縮抑制. 副作用少ない. 5HT-2 拮抗薬.
3) リマプラスト	1 回 10μg, 1 日 3 回	保険適応は閉塞性血栓血管炎 (TAO). 安全性高いが下痢がある. 脊柱管狭窄では半量を使用. PGE1 誘導体.
4) リポ化アロプロスタジル注 (PGE1)	透析終了時 5〜10μg 静注	強力な血管拡張作用. Fontaine Ⅲ以上 (安静時疼痛・皮膚潰瘍) に, 透析ごと 10 回連続静注し 1 カ月以上休薬 (その間はリマプラスト内服) その後病状により再開.
5) ベラプロスト	1 回 40μg, 1 日 3 回	強力な血管拡張作用. 間欠跛行・潰瘍の改善. PGI₂ 製剤.
6) クロピドグレル	75mg/日	5・6 は血小板機能を不可逆的に阻害 (7〜10 日間).
7) アスピリン	100mg/日	保険適応は冠動脈疾患と虚血性脳血管障害.
8) EPA 製剤	1800mg/日	脂質代謝も改善.
9) カルニチン	透析終了時 1000mg 静注	間欠跛行・貧血・心機能改善. 保険適応はカルニチン欠乏症. 濃度測定は 6 カ月に 1 回が上限.

1〜8 は出血性病変に保険上禁忌. 症状により 1〜5 を単独・もしくは併用. 3 と 4 は病状により交互に投与. 6 と 7 は心血管保護のために使用. EVT 後は併用も行う.

が, 保険適応は「Fontaine Ⅱ以上で, スタチン投与によっても LDL>140, 膝下の治療抵抗性重症病変において, 一連の治療は 3 カ月・10 回に限る」とされている. デキストラン硫酸吸着カラムを使用するため, ACE 阻害薬は禁忌となる. Fontaine Ⅲ以上は血行再建術対象となる. 近位部の限局性・短区域病変には EVT が, 長区域・高度狭窄は外科手術が選択される[3]. 膝下の末梢性・多発性・長区域病変には自己静脈が得られれば遠位バイパスが考慮される. EVT にくらべて, 自己静脈バイパスは侵襲が大きいものの長期開存率はまさっているため, 2 年以上の生命予後が期待できる症例はバイパスを選択すべきある. 透析症例は周術期リスクが高いため低侵襲の EVT が選択されることが多い. 透析患者では, 血行再建なしに局所デブリドマンのみ行うことは無意味であるが, 十分なデブリドマンを行わずに血行再建を優先すると一気に感染が拡大し重篤化するので注意が必要である. また細菌感染は腱や腱膜に沿って上行するため, 重症感染症例の歩行は禁忌であり, 骨髄炎の可能性があるときは皮膚潰瘍が軽度でも感染を助長する足浴も禁忌で

ある.

予後

- 間欠跛行肢が切断に至る頻度は 2～3％と低い反面，生命予後は不良であり 5 年生存率は 70％，CLI の 5 年後生存率は 40％ときわめて低い.
- 透析患者が下肢切断に至った場合，1 年生存率は 51.9％，5 年生存率は 14.4％と著しく予後不良で，とくに高位切断で成績不良である[5].

■文献

1) Wanner C, Amann K, Shoji T. The heart and vascular system in dialysis. Lancet. 2016; 388: 276-84.
2) 石岡邦啓, 小林修三. 下肢末梢動脈疾患. 腎と透析. 2019; 86: 101-6.
3) 末梢閉塞性動脈硬化疾患の治療ガイドライン (JCS2015). 日本循環器学会.
4) 大澤沙由理, 寺師浩人. 形成外科医からみたフットケア. 特集 PAD (末梢動脈疾患). 臨床透析. 2015; 31: 796-804.
5) 日本透析医学会. 血液透析患者における心血管合併症の評価と治療に関するガイドライン (JSDT2011).

〈根本 遼〉

E 透析アミロイドーシス

■POINT

- アミロイドとよばれる線維状の異常蛋白質が全身のさまざまな部位に沈着する病態をアミロイドーシスという.
- 透析アミロイドーシスは，β2-microglobulin を前駆蛋白とした全身性アミロイドーシスの 1 つであり，長期透析患者に合併する.
- 透析アミロイドーシスの主な障害部位は骨関節組織であり，多関節痛や手根管症候群，弾発指（ばね指），破壊性脊椎関節症，骨嚢胞などの多彩な臨床症状を呈する.
- 透析アミロイドーシスの治療は，新規発症・進行の予防，疼痛・しびれの管理，機能障害への対応，の 3 つに大別される.

病因・病態

- アミロイドーシスとは，アミロイドとよばれる線維状の異常蛋白質が全身のさまざまな部位に沈着する病態の総称である. この異常蛋白は，背景となる疾患固有の前駆蛋白質が病的な代謝環境の中で天然構造を変化させながら重合することで形成され，各々のアミロイドはコンゴレッドによる染色性や偏光特性，電子顕微鏡下で観察可能な細線維構造を有しているという点で共通した特性を備えている.

右側余白: 3 慢性透析患者の管理（血液透析編）

・透析アミロイドーシスは，ヒト白血球型抗原クラスＩを構成する蛋白質であるβ2-microglobulin（β2MG）を前駆蛋白とした全身性アミロイドーシスの１つであり，長期透析患者に合併する病態として知られている．腎機能障害進行による排泄・代謝の低下や尿毒症に付随した慢性炎症に起因した産生亢進などにより生体内に蓄積したβ2MGが，長時間の経過のなかでアミロイド線維化し全身性に沈着することにより惹起される．アミロイドは主に骨・関節組織に沈着し，手根管症候群や破壊性脊椎関節症，骨嚢胞，病的骨折などが引き起こされるが，進行すると血管を含めた全身の諸臓器にもアミロイド沈着が及ぶようになる．興味深いことに，透析症例における血中β2MG濃度は正常と比較して数十倍の高値を示す場合が多いにもかかわらず，血中β2MG濃度と透析アミロイドーシス発症との間に明確な関係性を見出すことはできないことから，生体内へのβ2MGの蓄積のみで病因を説明することは困難である．したがって，β2MG蓄積は透析アミロイドーシス発症の必要条件ではあっても十分条件とはなりえず，ここに何らかの発症促進因子が加わることで，β2MGがアミロイド化するものと考えられている．透析歴や透析導入時年齢，アポリポ蛋白E4遺伝子，慢性炎症，酸化ストレス，透析液の純度などに加えて，最終糖化産物やリゾリン脂質，遊離脂肪酸，グリコサミノグリカン，プロテオグリカン，１型コラーゲンなどとの相互作用が，透析アミロイドーシスの発症促進に関与している可能性が種々の検討において示されているが，詳細はいまだ明らかにされていない．

疫学

・透析患者における透析アミロイドーシスの頻度は，透析歴７年を過ぎたあたりから次第に増加しはじめ，透析開始10年で約４割，20年で約９割にも及ぶと報告されている．わが国での透析症例を対象にした検討では，手根管症候群の治療として手術を受けた患者の頻度は透析歴20～24年，25年～29年，30年以上でそれぞれ12.5％，50.0％，72.2％，破壊性脊椎関節症に対する外科的治療を受けた患者の頻度はそれぞれ12.5％，20.0％，50.0％と報告されているが，海外の症例においても，手根管症候群で手術に至った頻度は透析歴10年未満では1.6％であるのに対して，10～14年，15～19年，20～24年，25～30年では，それぞれ42.1％，66.66％，100％，100％と，国内外を問わず透析歴が

長くなるにつれ外科的介入頻度が高くなっている．一方，過去の剖検例を対象とした検討では，透析治療歴が2年程度であるにもかかわらずアミロイド沈着を認める場合があることが明らかにされており，臨床的に無症状である比較的早い段階でアミロイド沈着が始まっていることがうかがえる．

症状

• 透析アミロイドーシスは，関節滑膜や骨，軟骨などにβ2MG由来のアミロイドが沈着することにより惹起される炎症反応が契機となり，多関節痛，手根管症候群，ばね指や破壊性脊椎関節症，骨嚢胞などの骨関節障害を中心とした多彩な臨床症状を呈する．進行するとこれらの障害に加え，全身諸臓器へのアミロイド沈着に起因した臓器障害も引き起こされる．

1）多関節痛

• 透析アミロイドーシスに伴う関節痛は，安静時に疼痛症状が増悪する場合が多く，肩関節痛などは比較的早期かつ高頻度に出現しうると考えられている．滑膜包炎や滑膜炎，腱板断裂，腱鞘滑膜炎，骨嚢腫，関節破壊などによる運動痛がその本態となる．

2）手根管症候群

• 手根管部の腱鞘滑膜へのアミロイド沈着により腱鞘滑膜炎が惹起されると手根管内容物が増加し，正中神経が圧迫されるようになる．その結果，同神経の支配領域の知覚異常や疼痛，筋力低下が出現する **図1**．手根管部で正中神経上を圧迫あるいは叩打すると支配領域皮膚に疼

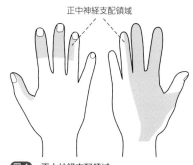

正中神経支配領域

図1 正中神経支配領域
手根管症候群は正中神経支配領域にしびれなどの感覚異常や進行する筋力低下，拘縮などをもたらす．

痛が放散する Tinel 徴候や，手関節を掌屈位で 1〜2 分保つと疼痛やしびれが増強する Phalen 徴候などが診断に役立つ．

3）弾発指（ばね指）

- 屈曲筋群の腱鞘・滑膜などへのアミロイド沈着に起因した手指屈筋狭窄性腱鞘炎による運動障害により惹起される．一般的には母指や中指に認めることが多いが透析症例においてはいずれの指にも生じうる．

4）破壊性脊椎関節症

- 脊椎へのアミロイド沈着により炎症反応が惹起され，脊椎の破壊性病変が出現することによりさまざまな障害が引き起こされる．画像検査において，脊椎間腔の狭小化，椎体の侵食像や骨嚢胞，椎体の亜脱臼などの特徴的所見が認められる．運動負荷の大きい C4/5，C5/6，C6/7，L4/5，L5/S1 が好発部位であり，自覚症状を伴わない時期も存在するが，進行すると障害部位に支配された領域におけるしびれや知覚障害を認めるようになる．加えて，頸部痛や腰痛のみならず，膀胱直腸障害や麻痺などの脊髄圧迫症状をも呈するようになる．

5）骨嚢胞

- 関節近傍に出現しやすく，アミロイド沈着に起因した滑膜炎由来の炎症が腱付着部から骨内へ波及することで惹起されると考えられている．手根骨や肩関節，上腕骨骨頭，大腿骨頸部，寛骨などに認められることが多く，手関節周囲の X 線検査を行うと，16 年以上の長期透析症例の約 60％に骨嚢胞が認められると報告されている．無症状で偶然画像検査にて指摘されることも多いが，病的骨折の原因となる場合があり注意が必要である．辺縁に骨硬化を伴った透亮像であることが X 線検査上の特徴的所見であり，MRI 検査では T1，T2 とも低信号を呈する．

6）骨関節外病変

- 透析アミロイドーシスによるアミロイド沈着は骨関節組織ばかりではなく，結合組織や皮下組織，内臓諸臓器等へも及び，さまざまな障害が惹起されると考えられている．実際，心臓や消化管，肝，膵，肺，腎，前立腺，子宮，皮膚，リンパ節など骨関節組織以外の領域におけるアミロイド沈着の有無を検索し，実際に沈着を確認し得たことを示している報告が少ないながら存在する．慢性心不全や低血圧，不整脈，虚血性心疾患などを呈する症例においては心臓へのアミロイド沈着，慢性下痢症や腹

痛，下血などを伴う症例においては腸間膜動脈や消化管へのアミロイド沈着などが関わっている可能性がある．このほか，皮下結節や眼底点状硬性白斑，巨舌や嚥下困難症の発現などにも透析アミロイドーシスが関与する場合があると考えられている．

診断

- 骨関節部がアミロイド沈着の好発部位である透析アミロイドーシスは，消化管粘膜生検のような比較的容易な手段を介して診断し得る他の全身性アミロイドーシスとは異なり，外科的介入時以外での病理学的評価が難しい．2010 年にアミロイドーシスに関する調査研究班が示した診断基準では **表1**，5 つの主要症状として多発関節

表1 透析アミロイド症の診断基準（案）

臨床的所見

[主要症状]

1) 多関節痛	肩関節痛，手関節痛，股・膝関節痛など	
2) 手根管症候群	正中神経圧迫症状	
3) 弾発指（ばね指）	狭窄性腱鞘炎のための指関節屈筋運動障害	
4) 透析脊椎症		
破壊性脊椎関節症	頸椎と腰椎に好発する．骨 X 線上椎間腔狭小化と骨破壊像がみられる椎体骨の骨棘形成反応は弱いか認められない	
脊柱管狭窄症	アミロイド沈着による脊柱管狭窄症状の出現	
5) 骨囊胞	骨 X 線囊胞状透亮像，手根骨など	

[副症状]

6) 骨折	大腿骨頸部骨折が多い
7) 虚血性腸炎	腹痛，下痢，下血
8) その他	皮下腫瘤（amyloidoma），尿路結石

病理学的所見

1) 病変部位より採取した組織の Congo red 染色陽性所見かつ偏光顕微鏡での緑色偏光所見
2) 抗 β2 microglobulin 抗体に対する免疫組織化学的陽性所見

診断基準

1) 臨床的診断例
   主要症状のうち，2 項目以上が認められる例
2) 臨床的疑い例
   主要症状 1 項目と副症状 1 項目以上が認められる例
3) 病理学的診断例
   臨床的診断例，臨床的疑い例のうち病理所見 1) が確認される例
4) 病理学的確定診断例
   1) かつ 2) の病理所見が確認される例

除外診断

1) 変形性関節症，関節リウマチ，化膿性関節炎，痛風，偽痛風などは除外する
2) 変形性脊椎症，化膿性脊椎炎などは除外する

（厚生労働科学研究費補助金 難治性疾患克服研究事業 アミロイドーシスに関する調査研究班．アミロイドーシス診療ガイドライン 2010）

痛，手根管症候群，弾発指，透析脊椎症（破壊性脊椎関節症・脊柱管狭窄症），3つの副症状として骨折，虚血性腸炎，その他を取り上げ，さらに2つの病理学的所見とを組み合わせて判定することになっている．各々の臨床症状の診断特異性は決して高くないことから複数の所見の組み合わせにより診断し，変形性関節症や関節リウマチ，化膿性脊椎炎などの類似病態が除外できるように配慮されている．

治療

・透析アミロイドーシスの治療は，新規発症・進行の予防，疼痛・しびれの管理，機能障害への対応の3つに大別される．これまでの検討では，生体適合性のよい透析膜を使用することや透析液の清浄化などの有用性や，すでに手根管症候群に対する外科的治療を受けている症例における$\beta 2MG$吸着カラム使用による症状緩和効果などが示されている．透析アミロイドーシスに対する各種血液浄化法の効果を比較すると，通常膜血液透析患者の治療効果の危険度を1.0とした場合，高性能膜血液透析0.489（95％信頼区間0.349〜0.685，p＜0.0001），off-line血液濾過透析0.117（95％信頼区間0.061〜0.224，p＜0.0001），on-line血液濾過透析0.013（95％信頼区間0.002〜0.081，p＜0.0001），push/pull血液濾過透析0.017（95％信頼区間0.001〜0.276，p＜0.0041），$\beta 2MG$吸着カラム併用血液透析0.054（95％信頼区間0.013〜0.221，p＜0.0001）と，高性能膜や$\beta 2MG$吸着カラム使用の有用性に加え積極的な濾過量法の活用で悪化リスクは低下することが明らかにされている．疼痛・しびれなど骨関節症状に対しては，非ステロイド系消炎鎮痛薬や副腎皮質ステロイド薬による対症療法により緩和を図ることが多く，症状が進行している場合には，さらなる除痛や神経症状の抑制，関節可動域の改善，骨折などへの対応のため整形外科的介入が必要になる場合も少なくない．一方，副腎皮質ステロイドや免疫抑制薬の使用が必発となる腎移植後に，透析アミロイドーシスによる関節痛が改善することや，関節可動域の低下を防ぐ目的で選択される理学療法により不完全ながら症状が改善されることが知られている．

予後

・透析アミロイドーシスによる障害部位や程度は多岐にわたっており，経過も多彩であると思われる．本症の代表的な骨関節障害の1つである手根管症候群の症状改善

94

に対して外科的治療の有用性が多くの研究で示されているが，効果が限定的である症例の存在も知られており，内視鏡的手根管開放術を実施した手根管症候群併発血液透析症例の長期臨床成績調査において，術後平均 7.3 年で約 5％の症例に臨床症状の再発が認められている．いうまでもなく，透析アミロイドーシス発症にいたる長期透析患者においては，創傷治癒遅延や感染症のリスクに加え，腎性骨異栄養症による骨代謝異常に関連した骨形成能の悪化や骨癒合の遅延などが長期予後に影響することが容易に想像されるが，この点に関しての医学的知見はいまだ乏しく，今後のさらなる臨床研究が必要である．

■文献

1) Gejyo F, Homma N, Suzuki Y, et al. Serum levels of beta 2-microglobulin as a new form of amyloid protein in patients undergoing long-term hemodialysis. N Engl J Med. 1986; 314: 585-6.

2) Yamamoto S, Kazama JJ, Maruyama H, et al. Patients undergoing dialysis therapy for 30 years or more survive with serious osteoarticular disorders. Clin Nephrol. 2008; 70: 496-502.

3) Kopeć J, Gadek A, Drozdz M, et al. Carpal tunnel syndrome in hemodialysis patients as a dialysis-related amyloidosis manifestation--incidence, risk factors and results of surgical treatment. Med Sci Monit. 2011; 17: CR505-9.

4) 山本 卓. 透析アミロイドーシス総論. 腎と骨代謝. 2016; 29: 191-68.

5) 星野純一, 乳原善文, 高市憲明. 透析委アミロイドーシス診療ガイドライン. 腎と骨代謝. 2016; 29: 253-61.

6) 西 慎一. 透析アミロイドーシス. In: 植田光晴, 編. 最新アミロイドーシスのすべて　診療ガイドライン 2017 と Q&A. 東京: 医歯薬出版社; 2017. p.186-95.

7) 水口 潤. 透析アミロイド症の臨床診断. 臨床透析. 2004; 20: 183-8.

8) 吉田 綾, 奥津一郎, 浜中一輝, 他. 透析会誌. 2006; 39: 111-6.

〈秋元 哲〉

1 ▶ 導入法の実際（カテーテル挿入法）

■ POINT ■

- 手術は腎不全を熟知した医師が行う.
- カテーテル出口部は衣服を着た状態で生活上に支障がない箇所を手術前に決定する.
- 手術時は腸管損傷に十分注意する.

・腹膜透析用カテーテル留置術を施行している科は泌尿器科, 消化器外科, 腎臓内科など施設によってさまざまである. 手術執刀は腹膜透析療法やその合併症に熟知した腎臓専門医あるいはそれに準ずる医師が担当するべきである.

・自治医科大学附属病院腎臓センターでは, 段階的腹膜透析導入法（SMAP 法）を行うこともあるが, 透析導入のタイミングで入院および手術施行し術後すみやかに透析導入を行うことが多い.

・本稿では後者のケースを中心に自治医科大学附属病院腎臓センターで行っている腹膜透析用カテーテル留置術について記載する.

術前準備

・腎代替療法として腹膜透析が適応になるかどうか, 患者の全身状態や本人の意思, さらには周囲のサポート体制の有無を含め生活環境の確認も必要である. その上で腹膜透析を選択したら, 手術前に検討すべき点を記す.

1）カテーテル出口部の決定

・日常生活で患者本人が腹膜透析を行うことを念頭にカテーテル出口部の位置を術前に決定する. ズボンのベルト位置を確認し, 座った状態でカテーテル操作をしやすい箇所を出口部とする. 患者やその家族にカテーテル操作をイメージしてもらい患者にストレスのない位置を出口部とする. カテーテル出口部の決定は本稿で最重要ポイントである.

2）カテーテル走行デザイン

・臍部を中心に時計回りあるいは反時計回りに大きくコの字を描くようにカテーテル挿入する施設もあるかと思われる.

・当院では腹膜固定カフが右腹部の場合は出口部は右腹部とし, 片側の腹部で完結するように留置している. その理由は, カテーテルトンネル感染やカテーテル関連腹膜

炎を発症しカテーテル抜去となりその後再留置すること
になった場合，もう一方の感染を起こしていない腹部に
カテーテル挿入を可能にするためである.

3）カテーテル選択

- 腹膜透析用カテーテルは，カフ2個（腹膜固定カフ，表
在カフ），カフ間 80mm，全長 800mm のストレートタ
イプ（ロングシュート型カテーテル）を使用している. ス
ワンネック型カテーテルよりロングシュート型カテーテ
ルのほうが患者の希望に沿った出口部にカテーテル走行
を調整しやすい. また，片側の腹部でカテーテルを収め
る場合，通常の体格の患者ではカフが3個あると表在カ
フから出口部まで十分に距離をとれず，距離をとろうと
するとカテーテルが肋骨上を通らざるを得なくなること
があり胸膜損傷のリスクが高くなる.
- 体格が大きい場合はカフ間は 100mm でもよいかもし
れない. 出口部が決まればカテーテル走行がイメージで
きるはずである. カフ数とカフ間が適切なカテーテルを
術前に選択する.

手術手技

- 体位は仰臥位とする. 手術する際の麻酔法は全身麻酔で
行う. 手術所要時間は1時間程度であるが全身麻酔で行
うことにより疼痛管理は麻酔科医師に任せ執刀医は手術
に集中できる. 局所麻酔では疼痛コントロールが不十分
となりやすい. どうしても局所麻酔で行うのであれば軽
度の鎮静をかけるなど工夫が必要である. 鎮痛が不十分
では腹圧上昇により腹膜切開部位に腸管が迫ることがあ
り腸管損傷のリスクが高まる.

1）執刀前のマーキング

- カテーテル先端は恥骨上より2横指末梢側に，腹直筋下
に腹膜固定カフを位置するようにカテーテル走行をマー
キングする. 腹膜固定カフの位置は臍部付近となるはず
である. 肋骨にかからないようにカテーテルを走行させ
る. 表在カフから出口部までの距離は 5cm としている.
出口部は術前に決定しているため腹膜固定カフの位置が
決まれば自動的に表在カフ位置も決まる **図1** .
- 腹膜固定カフの位置について. 腹直筋下とすることに
よって腹壁と平行にカテーテルを走行させ後述の
PWAT（peritoneal wall anchor technique）と併用
し術後合併症であるカテーテル位置異常を減らすことが
できると考えている.

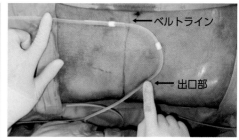

図1 カテーテル走行
写真の右が頭側．黒色マーキングはベルトライン．出口部はベルトラインより頭側とする．

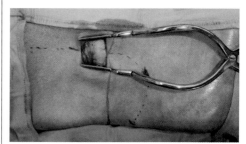

図2 創部展開
開創鈎を使用し創部展開する．腹直筋後葉を確認できる．

2）皮膚切開と創部展開

- 腹直筋直上に6〜7cmの縦切開をおく．電気メスで皮下組織および腹直筋鞘前葉を切開する．腹直筋は可能な限り鈍的剥離する．弱弯ケリーなどで腹直筋に入り後葉を確認し，筋鈎で腹直筋を分け十分に創部を展開する．
- 腹直筋背面には下腹壁動静脈が走行しており血管損傷に気をつける．必要があれば横断する血管は結紮切断する．開創鈎をかけ創部を展開する **図2**．

3）腹膜切開

- 腹直筋後葉と腹膜を有鈎鑷子で2点で把持し（助手に1点把持してもらう）持ち上げる．その際に腹腔内の腸間膜や腸管を一緒に把持している可能性がある．持ち上げた状態で有鈎鑷子を交互に把持し直す操作を繰り返すことで後葉と腹膜のみを把持することができる．2点把持

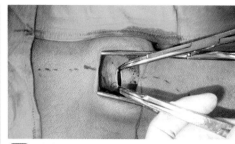

図3　腹膜切開
ミクリッツ鉗子で後葉と腹膜とを2点（3時, 9時）で把持する.

した後葉をメスでおよそ10mm縦切開し, その下の腹膜を同様に把持牽引し切開する. 腹膜切開により腹腔内に空気が入り腸管は背側に移動する.

- 後葉と腹膜とを一緒にミクリッツ鉗子で2点支持（3時, 9時）する **図3**. タバコ縫合用に切開部位に6時方向より運針し2-0バイクリル®糸を2本かけておく. カフ固定用に3-0バイクリル®糸を3点（3時, 9時, 12時）にかけておく. 2-0糸は曲りペアン鉗子, 3-0糸は小児ペアン鉗子で把持しておく. 糸の種類によって鉗子を分けておくと結紮の際に迷うことなくスムーズに手術を進めることができる.

4）PWATの準備

- ハナコ・ディスポーザブル・穿刺針®18G（PTCD針）の内針を抜去しその外套針内に折りたたんだ3-0ナイロン糸をコネクター側より挿入留置しておく. ナイロン糸の折り曲りループ部位はコネクター側である.
- PTCD針の先端を軽度に弯曲させ腹膜切開部位より腹腔内に先端を挿入し末梢側で先端を腹腔外に進める. 腹腔内に針を進める際にはミクリッツ鉗子を牽引し腹膜を腸管から離し腸管損傷しないように注意する. PTCD針内の折りたたんだナイロン糸を進め針先端からの2本のナイロン糸をまとめて直ペアン鉗子で把持しておく. PTCD針の出口部に同じ3-0ナイロン糸をかけ釣り糸とし, これも直ペアン鉗子で把持しておく.

5）カテーテル挿入

- カテーテル挿入はスタイレットを使用する. スタイレット先端はカテーテル先端より2〜3cm短くする. スタイレット先端を軽度に弯曲させる. PWAT用ナイロン糸の

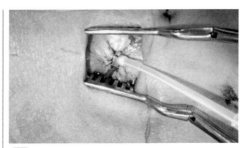

図4　腹膜固定
腹膜固定カフの末梢側でタバコ縫合を2重にかける.

ループ部位にカテーテルを通しカテーテル先端を腹壁に沿わせ末梢側に進める. 男性であれば膀胱, 女性であれば子宮あるいは膀胱の頭側にカテーテル先端が軽く接触したらカテーテルを約45度の角度に傾けて進める. 力任せにカテーテルを押し進めないよう十分注意する. 腹膜切開部位まで腹膜固定カフが進んだところでスタイレットを抜去する.

- カテーテルに生食を注入し排液とともにスムーズであることを確認する. 線状に排液が自然流出されればカテーテル先端位置は良いと判断している. 排液時のカテーテル出口は膀胱直腸窩の位置より背側で生食を膿盆などで受け止める. シリンジで吸引すると腸間膜を一緒に吸引してしまう場合がありカテーテル閉塞の原因となるため注意する.
- カテーテルを通したPWAT用の直ペアン鉗子を牽引, 釣り糸用のナイロン糸と結紮しカテーテルを腹壁固定する. ミクリッツ鉗子を牽引しタバコ縫合用のバイクリル®糸(曲りペアン鉗子で把持されている)を2本とも結紮しミクリッツ鉗子を外す. タバコ縫合は腹膜固定カフ末梢側の位置で行う. カフ固定用の3箇所のバイクリル®糸(小児ペアン鉗子で把持されている)をカフにかけ結紮する. 再びカテーテルに生食を注入し, タバコ縫合後の腹膜固定カフ部位より生食が漏れてこないことを確認する **図4**.

6) 出口部作製

- 表在カフの予定位置で約1cmの皮切をおく. 筋膜まで組織剥離し表在カフのスペースを作製する. カテーテルにトンネラーを装着し筋膜上(腹直筋前葉上)を走行, 表

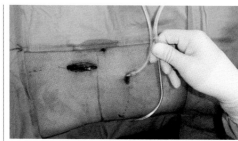

図5 出口部作製
トンネラーを使用し出口部へカテーテルを進める.

在カフ位置の創部でカテーテル先端を一度創外に脱出させる. トンネラーはストレート型とカーブ型があるが, カーブ型のほうが操作しやすい. トンネラーを進める際にはもう一方の手で皮下脂肪組織を掴み, 浅くならないように注意しながらその掴んだ皮下脂肪組織の中心を走行させるイメージである. カテーテルの捻れやたわみがないことを確認する. 出口部は表在カフから5cmの距離をおく. 距離が短いと表在カフが出口部から露出しカテーテル感染の原因となるためである **図5** .

7) 閉創

• カテーテルに捻れがないことを再確認する. 腹膜固定カフの創部の筋膜(腹直筋前葉)は2-0バイクリル®連続縫合で閉じる. 運針の際にカテーテルを損傷しないように注意する. 皮下は3-0バイクリル®, 皮膚は4-0PDS®糸を使用し埋没縫合で閉創, 手術を終了する. 2箇所の創部と出口部はカラヤヘッシブ®とIV3000®ドレッシングで保護する **図6** .

術後管理

1) 周術期管理

• 一般的な全身麻酔術後の管理と同様である. 翌日まではベッド上安静とし, 翌朝より離床, 食事再開可能である. 抗菌薬は点滴投与とし手術直前と手術翌日までとしている. 創部ドレッシングは術後10~14日で除去しオープンシャワーを開始している.

2) 腹腔洗浄

• 手術日を含め3~4日間は腹膜透析液500mLを1日2回洗浄(注入したら貯留せずに排液する)のみ行う. その際に排液の性状や排液量, 創部に問題ないことを確認

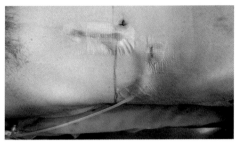

図6 カテーテル留置後
創部はカラヤヘッシブ®とIV3000®で保護.

する.

3) 貯留開始
- 腹腔洗浄で問題ないことを確認できたら術後4〜5日後より貯留開始する. 1000mL程度の少なめの透析液量から開始, その後は貯留量を適宜調整する.

その他の注意点

1) 腹部手術歴の有無
- 腹部手術の既往があったとしても多くの症例で腹膜透析は施行可能である. その際の手術操作時には腹膜への癒着がある可能性を念頭に腸管損傷や予期せぬ出血に注意する.
- 消化器系疾患治療中で未完治の症例は, 腹膜透析が適応されるかどうか消化器系担当科に意見を聞くなどし慎重になるべきである.

2) 腹膜切開の大きさ
- 腹膜切開の大きさは上述の通り10mm程度としている. 切開創が大きすぎるとタバコ縫合のみでは腹膜閉鎖が不十分となることがある. 切開創が大きくなってしまいタバコ縫合が困難となってしまった場合は, タバコ縫合が可能な大きさまで腹直筋後葉と腹膜とを2-0バイクリル®糸で縫縮する.

3) カテーテル損傷
- カテーテル損傷した場合は抜去し新たなカテーテルを留置する. 腹膜固定カフへの運針の際に誤って損傷してしまうことがあり注意が必要である.

■文献
1) 深澤瑞也, 松下和通, 寺本咲子, 他. 腹腔鏡下に腹膜透析カ

テーテル腹膜固定術を施行した2例. 透析会誌. 2003; 36: 1567-72.

2) 深澤瑞也, 松下和通, 神家満学, 他. 新規挿入時に伴う腹膜透析カテーテルの腹膜固定術 (New PWAT) ― PDカテーテル位置異常予防法. 透析会誌. 2006; 39: 235-42.

3) 窪田 実. 腹膜透析カテーテル留置術とトラブルシューティングの現況と進歩. 医学のあゆみ. 2011; 239: 746-51.

〈清水俊洋〉

4 慢性透析患者の管理（腹膜透析編）

2 ▶ 透析液の種類

■ POINT ■

● 腹膜透析関連機器について理解する.
● 腹膜透析液の種類と組成について理解する.

・腹膜透析液の種類と組成について理解を深めるためには,
腹膜透析機器および腹膜透析液について開発の歴史を踏
まえて理解することが重要である. なぜなら, 腹膜透析
関連機器および腹膜透析液とも, 腹膜機能障害, 腹膜炎,
カテーテル出口部感染をはじめとする腹膜透析合併症を
改善することを目的に改変され, その結果として, 現在
の仕様になっているからである.

腹膜透析関連機器について

・腹膜に張りめぐらされた毛細血管を介して腹腔に貯留し
た腹膜透析液と血液の間で溶質の拡散と濾過が起きる腹
膜透析の原理が初めて動物実験で報告されたのは 1920
年代で, 今から 1 世紀近く前のことである. その後, 担
がん患者の腎障害や, 薬剤性腎障害患者における腹膜透
析の有効性が症例報告された. さらに 1960 年代に, ア
メリカ合衆国の Tenckhoff らが, 腹腔内感染予防のため
フェルトカフを装着した長期間使用可能な皮下埋め込み
型の腹膜透析用シリコンカテーテルを開発した（現在も
このタイプの腹膜透析カテーテルは開発者 Tenckhoff
の名前が残されテンコフカテーテルとよばれている）
図1 . さらに腹膜透析が維持透析可能な腎代替療法と
しての理論的報告がされたのは 1970 年代後半のこと
である. 同年代に腹膜透析液を入れる携帯可能なプラス
ティックバッグが開発され, 現在の腹膜透析の治療法の
原型が完成された. 1970 年代後半には新しい腹膜透析
液の入った注液バッグと, 腹腔に貯留した腹膜透析液を
排液するバッグが Y 字チューブでつながれた Y-set シ
システムが開発され, 腹膜透析交換がより容易になるとと
もにバッグ交換時の感染抑制につながった 図2 .
1980 年代には, さらに, 感染防止のため腹腔内に連続
しているテンコフカテーテルと腹膜透析液バッグの Y
字チューブの間につないでおくチタニウムアダプ
ター 図2 やルアーロックシステムを用いた接続
チューブ 図2 が開発された. 同時期に感染防止のため
Y 字チューブと接続チューブの切り離しや接続を自動で

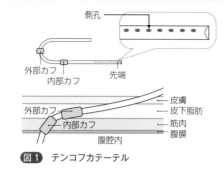

図1 テンコフカテーテル

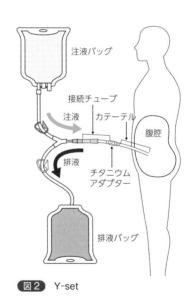

図2 Y-set

行える，銅板による熱溶解自動接続システムや紫外線照射による殺菌機能付き自動接続システムが開発された．さらに同時期に主として夜間自動的に腹膜透析液の注排液を行う automated peritoneal dialysis（APD）システムが開発された **図3**．近年には自宅あるいは施設での各個人の腹膜透析の実施状況を情報通信技術（Information and communication technology: ICT）を用いて遠隔モニタリングできる APD システムも開発されている．

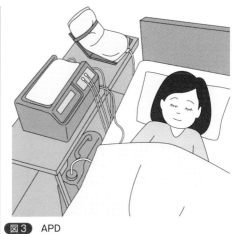

図3 APD

腹膜透析液開発の歴史と現在の腹膜透析液

- 現在さまざまな種類の腹膜透析液が開発されている 表1．すべての腹膜透析液の組成共通の目的として以下の1〜3がある．
1. 拡散による血液浄化: 尿毒症を含む体内の余剰物質を腹膜透析液内に移動させる．
2. 除水: 浸透圧較差により血液中の余剰水分を腹膜透析中に移動させる．
3. 代謝性アシドーシスの改善．

以下に1．2．3について詳細を示す．

1. 拡散による血液浄化のための腹膜透析液組成と種類
　腹膜透析液では末期腎不全患者において体内に余剰に蓄積している分子を拡散の原理により腹膜透析液に呼び込むために，末期腎不全で体内に蓄積する分子を腹膜透析液内に全く入れていない（尿毒症物質，K^+，P など）か，生体より低い濃度にしている（Na^+，や Mg^{2+} など）．このため腹膜透析液と腹膜の毛細血管の間で拡散による末期腎不全で余剰に蓄積した分子が腹膜透析腔に移動する．

2. 末期腎不全患者ではしばしば体液過剰状態にあるため腹膜透析液は輸液と異なり，血中に吸収されず腹腔に長時間留まり，むしろ体内の余分な水分を腹膜透析液に移動させる工夫が必要である．この点を克服するには腹膜透析液の浸透圧を血液より高くすることである．血液より浸透圧の高い腹膜透析液を腹腔に貯留した際に，浸透圧較差により血液中の余剰水分が腹膜透析中に移動し除

表1 腹膜透析液の組成・容量

製薬会社名	製品名	容量 (L)	ブドウ糖 (g) w/v%	イコデキストリン (g/L)	Na+ (mEq/L) 135~145	Cl- (mEq/L) 98~110	K+ (mEq/L) 3.7~4.8	Ca2+ (mEq/L) 4.3~5.1	P (mg/dL) 2.5~4.5	Mg2+ (mEq/L) 1.7~2.4	Lactate (mEq/L) 1.0~1.5	重炭酸イオン (mEq/L) 22~26	pH 7.35~7.45	使用期限
	生体の正常濃度範囲 末期腎不全患者		空腹時:120mg/dL 未満 随時:200mg/dL 未満 →	-	→	→	↑↑	→	↑↑	→	→	→	→	
バクスター	ダイアニール-N PD-2 1.5, 2.5	1.0, 1.5, 2.0, 2.5, 5.0	1.36, 2.27	0	132	96	0	3.5	0	0.5	40.0	0	6.5~7.5	2年
	ダイアニール-N PD-4 1.5, 2.5	1.0, 1.5, 2.0, 2.5, 5.0	1.36, 2.27	0	132	95	0	2.5	0	0.5	40.0	0	6.5~7.5	2年
	レギュニール Lca 1.5, 2.5, 4.25	1.0, 1.5, 2.0, 2.5, 5.0	1.36, 2.27, 3.86	0	132	100	0	2.5	0	0.5	10.0	25	6.8~7.8	2年
	レギュニール Hca 1.5, 2.5, 4.25	1.0, 1.5, 2.0, 2.5, 5.0	1.36, 2.27, 3.86	0	132	101	0	3.5	0	0.5	10.0	25	6.8~7.8	2年
	エクストラニール	1.5, 2.0	0	75	132	96	0	3.5	0	0.5	40.0	0	5.0~5.7	1年6カ月
テルモ	ミッドペリック 135, 250, 400	1.0, 1.5, 2.0	1.35, 2.50, 4.00	0	135	105.5	0	4.0	0	1.5	35.0	0	6.3~7.3	3年
	ミッドペリックL 135, 250, 400	1.0, 1.5, 2.0, 2.5	1.35, 2.50, 4.00	0	135	98.0	0	2.5	0	0.5	40.0	0	6.3~7.3	3年
	ニコペリック	1.5, 2.0	0	約89	132	96.0	0	3.5	0	0.5	40.0	0	6.2~6.8	2年
フレゼニウスメディカルケア	ステイセーフバランス 1/1.5, 2.5, 4.25	1.0, 1.5, 2.0, 2.5	1.36, 2.27, 3.86	0	132	95	0	2.5	0	0.5	40.0	0	6.8~7.4	2年
	ステイセーフバランス 2/1.5, 2.5, 4.25	1.5, 2.0, 2.5	1.36, 2.27, 3.86	0	132	96	0	3.5	0	0.5	40.0	0	6.8~7.4	2年
ジェイエムエス (JMS)	ペリセートN 360, 400	1.0, 1.5, 2.0, 2.5, 3.0	1.55, 2.27	0	132	102	0	4.0	0	1.0	35	0	6.5~7.5	2年6カ月
	ペリセートNL 360, 400	1.0, 1.5, 2.0, 2.5, 3.0	1.60, 2.32	0	132	98.3	0	2.3	0	1.0	37	0	6.5~7.5	2年6カ月

(各社透析液添付文書より作成)

4 慢性透析患者の管理（腹膜透析編）

水が可能となる．通常，腹膜透析液には，浸透圧を高める分子としてグルコースが含まれている．グルコースは生体に存在するものであるし，グルコース含有液は広く輸液や飲料として使用されているため，この点は特に問題なく開発できたと考えがちであるが，この浸透圧物質のグルコースの取り扱いについて多くの苦労を余儀なくされた．まず腹膜に投与された腹膜透析液中のグルコースには腹膜透過性あり，長時間腹腔に貯留しておくと血液中に移行し，血液と腹膜透析液の浸透圧較差が減少し，腹膜透析液の除水能が減少する．そのため浸透圧を高めた中・高濃度ブドウ糖含有（2.27%, 3.86%）透析液を必要に応じて使用する場合がある．しかし高濃度のブドウ糖含有腹膜透析液を長期間使用することは糖代謝への悪影響，腹膜組織への悪影響の懸念もあり，除水量を確保するために中・高濃度ブドウ糖含有透析液を頻用する代わりに，低濃度ブドウ糖含有腹膜透析液の貯留時間を短くして，バッグ交換の回数を増やすことが一般的であった．さらに最大の問題であったのが，腹膜透析液を加熱滅菌する際にグルコースが熱分解され，グルコース分解産物が生成されることである．これらのグルコース分解産物が腹膜機能障害に関与することがわかってきた．そこでさまざまな加熱滅菌におけるグルクール分解産物を減らす試みの結果，酸性条件下では加熱殺菌によるグルコース分解産物の生成を減らしうることが明らかになり，腹膜透析液は酸性条件下（pH 4.5〜5.5）に保たれてきた．しかし腹膜透析液の酸性も腹膜を障害することが知られてきた．これらのグルコース分解産物および酸性腹膜透析液は腹膜機能障害さらには生命予後にも関わる被嚢性腹膜硬化症発症に関与していることがわかってきた．そこで腹膜透析液のバッグを上室と下室に分けて上室バッグにはグルコースを酸性下（PH3.5〜4.5）で入れ，下室は中性下で電解質を入れ加熱滅菌し，使用前に上室と下室を混ぜるセパレートタイプの腹膜透析液が開発された 図4 ．すこし強い力で上部バッグを押すと下室とのバッグ内の隔壁が開通する．使用前に上室と下室を混和した後は中性（PH 6.5〜7.5）になるように設定されている 図4 ．この中性腹膜透析液の開発により腹膜透析液による重症腹膜障害が大幅に減少された．現在ではほとんどの腹膜透析液が中性となっている 表1 ．また2000年代にはブドウ糖の代わりに浸透圧性物質としてトウモロコシのでんぷんをもとにしたイ

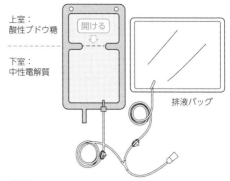

上室：
酸性ブドウ糖

開ける

下室：
中性電解質

排液バッグ

図4 腹膜透析液

コデキストリン入り腹膜透析液が開発された（エクスト
ラニール™ バクスター社，ニコペリック™ テルモ
社）．腹膜透析液中のイコデキストリンは腹腔内に長時間
とどまり，血液と腹膜透析液の浸透圧較差を持続させる
ことが可能であり，より多くの除水を行うことが可能に
なった．また腹腔内に注入されたイコデキストリンは分
子量が大きいため腹膜から吸収されず，リンパ管を介し
て吸収され，その後は生体内でグルコースに分解される．
このようにイコデキストリン入り腹膜透析液は腹膜透析
へのメリットも多いと思われるが，現在のところ保険で
は1日1回のみの使用が認められている．

3. 末期腎不全では尿毒症物質を含む有機酸蓄積により代
謝性アシドーシスになるため，これを補正するため乳酸
（生体内で分解されて重炭酸イオンになる）または重炭酸
イオンを含有している．初期には生理的なアルカリ性緩
衝液である重炭酸塩が腹膜透析液に含まれていたが，重
炭酸イオンが腹膜透析液中で不安定であるため，その全
駆物質である乳酸が含まれるようになった．しかし高濃
度の乳酸には腹膜障害があることが懸念され，乳酸濃度
を減らし，安定化した重炭酸イオンを含有した腹膜透析
液も開発されてきた（レギュニュール液™ バクスター
社）**表1**．これらの新しい重炭酸含有イオンの長期的
効果についてはこれから評価していく必要がある．

■文献
1) 腹膜透析ガイドライン改訂ワーキンググループ. 腹膜透析ガイドライン 2019. 東京: 医学図書出版; 2019.
2) 岡田一義, 監. 岡田一義, 橋本寛文, 水口 潤, 編. 腹膜透析診療指針. 東京: 東京医学社; 2019.
3) 篠田俊雄, 萩原千鶴子, 監. 基礎からわかる透析療法パーフェクトガイド. 改訂第 2 版. 東京: 学研メディカル秀潤社; 2017.

〈森下義幸〉

4. 慢性透析患者の管理（腹膜透析編）

3 ▶ CAPD, APD, PD＋HD ハイブリッドの実際

▓ POINT ▓

● 腹膜透析（PD）の種類としては，手動で透析液を日中数回交換する方法（CAPD）と，機械を使用して自動で透析液を交換する方法（automated PD: APD）がある．APD には NPD, CCPD, TPD がある（図1）．

● 上記の治療方法で，どの種類を選択するかについては，腹膜平衡試験（PET）による腹膜透過性の結果と，患者の生活習慣を参考にして決定していく．

● 残存腎機能の低下に合わせて，腹膜透析の量を漸増させる方法（incremental PD）が基本的な治療スタイルであり，溶質除去の効率としては，尿素窒素（UN）の除去能を残存腎機能と合わせて週あたり Weekly Kt/V＞1.7 を目標とし，体液量の適正化も合わせて行う．

● 残存腎機能が低下し，PD のみでは適正な透析量や除水量を確保できなくなった場合には，PD＋HD 併用療法や HD への変更を行う．

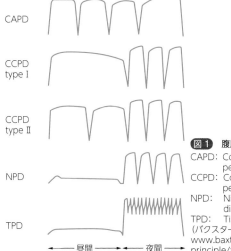

CAPD

CCPD
type Ⅰ

CCPD
type Ⅱ

NPD

TPD

◀──── 昼間 ────▶◀──── 夜間 ────▶

図1 腹膜透析の各治療モード
CAPD: Continuous ambulatory peritoneal dialysis
CCPD: Continuous cycling peritoneal dialysis
NPD: Nightly peritoneal dialysis
TPD: Tidal peritoneal dialysis
（バクスターホームページ http://www.baxterpro.jp/pd/principle/type より）

① CAPD (continuous ambulatory peritoneal dialysis 持続携行式腹膜透析)	・腹膜透析の最も基本的な治療法であり, 透析液の交換を, ツインバッグを用いて1日1～5回手動で行い, 24時間持続的に行う方法である.
	・1回当たり, 1.0～2.0Lの透析液を腹腔内に注液し, 日中は4～6時間, 夜間は7～9時間貯留し, この操作を手動により1日1～5回交換する.
	・透析液の処方内容(注液量・貯留時間・交換回数・ブドウ糖濃度)は, 体重や尿量, 除水量, 透析効率(Weekly Kt/V, Weekly Ccr)を含めた検査結果を元に適宜調整するが, 患者個人の忍容性やライフサイクルへの影響も考慮して決定していく.
	・方法・操作は簡便であるが, 透析液の注入と廃液に各10～30分程度の時間を要し, その時間は注液量や腹腔内圧, カテーテルの位置や閉塞有無に影響される.
	・日中のみ1～4回手動交換で透析液を貯留することで溶質除去と除水を行い, 夜間は透析液を貯留せず腹腔内を空にするDAPD(daily ambulatory peritoneal dialysis)という治療法もあり, 透析時間が短いことから, 腹膜透過性が高い患者が適応となる.
	・本治療法は最も基本的な治療法で, 災害時も柔軟な対応が可能であるため, 全ての患者が習得することが望ましい.
	・CAPDは体格が大きいため大量の透析液を貯留できる患者, 残存腎機能を有する患者などが積極的な適応となる.
② APD (automated peritoneal dialysis 自動腹膜透析)	・自動腹膜透析装置(サイクラー)を用いて透析液の交換を行う方法で, 主に夜間の就寝中に行われることが多く, 以下の3つのタイプがある.
	・サイクル数(交換回数)や注液量, 貯留時間は, 患者のライフスタイルや体格, 残存腎機能や腹膜透過性に応じて適宜調整していく.
	・1回注液量を少なくし, 手動よりも負担なく交換回数を多くできることから1回貯留量が少ない患者や, 除水能が悪い患者には, 頻回低注液量での治療が可能となる.
	1) NPD (nightly peritoneal dialysis 夜間腹膜透析)
	・日中は腹腔内に透析液貯留を行わず, 夜間の睡眠中のみサイクラーを用いて3～5回透析液の交換を行う方法.
	・日中の活動に支障がない利点があるため, CAPDでは日中の腹部膨満感が強い患者や, 腹腔内圧上昇による合併症(ヘルニア, リーク, 腰痛)を有する患者に適してい

る.

- 1日当たりの透析時間が短いため,溶質除去不足に陥りやすく,腹膜平衡試験で透過性が低い(Low)患者では,小分子のクリアランス不良や過除水が予測される.そのため,体格が小さい場合や,十分な残存腎機能を有する場合に限られる.

2) CCPD (continuous cycling peritoneal dialysis 持続周期的腹膜透析)

- 日中の透析液貯留を NPD に加えた方法で,夜間の睡眠中に APD サイクラーにて透析液を3~5回交換し,日中は APD で最終注入した透析液をそのまま貯留しておく.就眠前に廃液後,再び APD サイクラーで連続的な治療を行う[1].

- 日中の透析液貯留は,手動での交換回数を増やすことで,1日当たりの注入量が増加することから,さらなる溶質除去量や除水量の増加が得られる.

- 主に,残存腎機能低下を伴い,小分子クリアランスが不十分となった症例に用いられ,最も大きな透析量の得られる方法である.

- 欠点としては,APD に日中の透析液貯留や手動交換も加わるため,透析の負担が増加することや,日中の貯留時間が長くなるため,除水バランスが正になるように,高濃度ブドウ糖液の使用頻度が増えてしまい,腹膜組織への負担となる点があげられ,その場合は長時間貯留による除水能の低下が少ないイコデキストリン透析液を使用する.

3) TPD (tidal peritoneal dialysis タイダール腹膜透析)

- タイダールは,NPD と同様に夜間のみ APD サイクラーを用いて,初回注入を一定時間貯留後,初回注入量の7~8割(タイダール量)のみ排液し,その後,初回注入量に達するまで,また新たな透析液を注入するサイクルを3~5回繰り返す方法である.

- 透析液を全量廃液しないため,廃液不良も起こりにくく,アラームも鳴りにくい.また,廃液に伴う腹膜組織の吸引刺激も生じにくいため疼痛も生じ難い.そのため,主に廃液不良を認める患者や,アラーム頻回で不眠の患者,注廃液時に疼痛を呈する患者がよい適応となる.

- 貯留時間を短縮し,交換回数を増やすことが可能であるが,老廃物の蓄積した透析液が全量廃液されない分,血中と透析液間の老廃物の濃度勾配が縮小するため,同じ

4 慢性透析患者の管理(腹膜透析編)

透析液の使用量でも溶質除去効果が他の治療モードと比べて低くなる.

a. APDの利点，適応

- 夜間就寝中に透析を行うため，日中の拘束時間が短く，社会復帰がしやすい．また回路との着脱の回数も減少するため感染の機会が少ない.
- 仰臥位で注廃液し治療するため腹腔内圧が低く，より大量の透析液の貯留が可能である.
- APDの積極的な適応としては，腹腔内圧上昇による合併症（ヘルニア，皮下への透析液リーク，横隔膜交通症）を有するために注液量を増やせない患者や，注液量を増やせないために透析量が不足する患者があげられる.
- 腹膜透過性が低い患者でも，小児のような体格の小さい患者や，残存腎機能を有する患者，日中の透析液の貯留や交換が可能であればAPDの適応となる.
- APDは主に夜間帯に行われ，日中と比べて時間が限られるため，透析液からのブドウ糖負荷や蛋白喪失量が少ない栄養学的利点がある.

b. APDの欠点

- APDサイクラーを設置する場所や電源を確保する必要があり，停電など緊急時の対応も必要である.
- 夜間就寝中の体位変換によってAPD回路や接続チューブのキンクや閉塞が起こることがあり，APDサイクルのアラームが頻回でAPDを中断せざるをえない場合がある.
- 治療は主に夜間帯に行われ，日中と比べて時間が限られるため，1回当たりの貯留時間が短くなり，総貯留時間が短い場合には，中〜大分子量物質の除去効率が低下する.
- 臥位での廃液となるため腹腔内に透析液が残りやすくなる．その問題への対策として，APDの最終注液時に端座位へ姿勢を変えることや，最終廃液の開始前にAPDを中断し，手動で廃液バッグへ最終廃液を行うことなどが試みられている.
- APDの廃液はタンクに集められるため，廃液の混濁に気づきにくく，PD腹膜炎の発見が遅れる可能性がある.

JCOPY 498-22470

③ PD+HD 併用療法

- PD 患者は, 残存腎機能が消失したり, 腹膜機能が低下すると, 体液管理や溶質除去が不十分となり, PD 離脱の原因となりうる. PD+HD 併用療法は, この問題を HD の併用で解決し, PD の長期継続を可能とする. 2018 年末時点で, 本邦の総 PD 患者の 19.0％で PD+HD 併用療法が施行されている[2].
- 週 5〜6 日の PD と週 1 回の HD の併用が基本で, HD で中〜大分子量物質を中心に溶質除去不足を補い, HD で除水も補える. そのため, 高濃度ブドウ糖透析液の使用頻度が減り, HD 日は腹腔内を空にすることで腹膜休息も取れるため腹膜劣化の抑制にもつながる.
- 残存腎機能が消失した PD 患者が PD+HD 併用療法を開始すると, 体液過剰, 高血圧, 尿毒症症状, 貧血, 栄養状態など各種指標が改善することが報告されている[3~5].
- PD+HD 併用療法の適応は, PD 単独での治療継続が残存腎機能の消失により困難となった患者が, 今後も PD 治療の継続を希望する場合や, 透析導入時に既に無尿で PD 単独では透析量が確保できない場合, HD 中の低血圧や心血管系の合併症で HD のみでは治療継続が困難な場合である.

以下, PD+HD 併用療法の治療指針を示す[6].

1）適応
- 残存腎機能が低下し, 溶質クリアランスが不十分な場合
- 残存腎機能や腹膜機能が低下し体液管理が困難な場合

2）総溶質クリアランスとしての開始時期の基準
- Ccr=50mL/1.73mm^2/week 未満
- Kt/V=2.0/week 未満

3）治療モード
- 週 5〜6 回の PD と週 1 回の HD（F）*
- 1 回当たりの透析時間は 4〜5 時間
- ダイアライザーは溶質除去能, アルブミン保持能などを考慮して選択する.
  * 2020 年の診療報酬改定で, ハイブリット透析は PD 施行施設で行わなくてはいけないという制限が解除された.

4）PD+HD 併用療法の中止および禁忌
- 腹膜の障害があり将来 EPS への進展が予測される症例
- 週 2 回以上の HD を必要とする症例
- 腹膜平衡試験（PET）で常に腹膜透過性の亢進（high

右側：**4 慢性透析患者の管理（腹膜透析編）**

transport）を呈する症例

PD＋HD 併用療法の今後の課題

- PD＋HD 併用療法は PD の治療期間を延長したが，長期間の PD は EPS の発症リスクとなるため，今後，この併用療法にも中止基準を定める必要がある．
- また，残存腎機能が消失した PD 患者は，HD 患者と比較して予後不良とされているが，PD＋HD 併用療法の長期予後は不明であり，臨床研究の結果が待たれる．
- 溶質除去効率の評価方法についても，この併用療法は，持続的な治療法（PD）と間欠的な治療法（HD）の複合的な形態を取るため，評価手段が煩雑となり，未だに確立されていない．そのため，この併用療法の適正度の評価は，HD 単独療法や PD 単独療法と同様に，検査所見や臨床所見をもって行う他はない現状がある[7]．
- PD＋HD 併用療法は，本邦では普及しているが，国際的な認知度は未だ低く，上記問題点が，国際的な普及を目指すために解決すべき課題と思われる．

■文献

1) Diaz-Buxo JA, Farmer CD, Walker PJ, et al. Continuous cyclic peritoneal dialysis: a preliminary report. Artif Organs. 1981; 5: 157-61.
2) 日本透析医学会統計調査委員会. わが国の慢性透析療法の現況（2018 年 12 月 31 日現在）. 日透析医学会誌. 2019; 52: 679-754.
3) Matsuo N, Yokoyama K, Maruyama Y, et. al. Clinical impact of a combined therapy of peritoneal dialysis and hemodialysis. Clin Nephrol. 2010; 74: 209-16.
4) Suzuki H, Hoshi H, Inoue T, et al. Combination therapy with hemodialysis and peritoneal dialysis. Contrib Nephrol. 2012; 177: 71-83.
5) Kawanishi H, Hashimoto Y, Nakamoto H, et al. Combination therapy with peritoneal dialysis and hemodialysis. Perit Dial Int. 2006; 26: 150-4.
6) Fukui H, Hara S, Hashimoto Y, et al. Review of combination of peritoneal dialysis and hemodialysis as a modality of treatment for end-stage renal disease. Ther Apher Dial. 2004; 8: 56-61.
7) 日本透析医学会, 腹膜透析ガイドライン改訂ワーキンググループ, 編. 腹膜透析ガイドライン 2019. 東京: 医学図書出版; 2019. p.19-29.
8) 石橋由孝, 編. 腹膜透析・腎移植ハンドブック. 東京: 中外医学社; 2018. p23-34.
9) 中本雅彦, 山下明泰, 高橋三男. 腹膜透析スタンダードテキスト. 東京: 医学書院; 2012. p.21-5.

〈吉澤寛道〉

4. 慢性透析患者の管理（腹膜透析編）

4 ▶ PD 関連合併症

▨ POINT

● PD 関連合併症は，腹膜炎，出口部・トンネル感染などの感染性合併症と除水不全，被嚢性腹膜硬化症，ヘルニア，横隔膜交通症などの非感染性合併症に大別される．

● PD 腹膜炎を疑った場合には，排液中の細胞数評価と培養検査を行うとともに，速やかに抗菌薬による経験的治療を開始することが重要である．

● 定期的な腹膜機能評価に加え，長期の PD 治療継続に固執することなく適切な時期に PD 離脱を検討することが，被嚢性腹膜硬化症の回避につながりうる．

▶ 感染性合併症

A. 腹膜炎

病因・病態
・経カテーテル（バッグ交換時の不適切な手技），傍カテーテル（出口部や皮下トンネルからの波及）からの外因性経路が最も多く，経腸管感染（虫垂炎，憩室炎，腸管穿孔など）や血行感染，経腟感染，など内因性経路が原因である場合も少ないながら存在する．

疫学
・わが国の腹膜炎発症率は 0.21〜0.24/患者・年で，低い頻度を維持している．

症状
・腹痛（79〜88％），排液混濁（84％），発熱（29〜53％），吐き気（31〜51％），低血圧（18％）などがあげられる．

診断
・排液中の細胞数＞100/mm^3 かつ好中球比率＞50％であれば，腹膜炎と診断できる（細胞数が 100 未満であったとしても，好中球比率＞50％の場合は腹膜炎を強く疑う）．排液のグラム染色や培養検査により起因菌を同定し，診断を確定する．培養検査には，遠心分離により得られた沈渣検体を用いる場合がある．

治療
・培養を採取した後，抗菌薬をできる限り早く投与する．経験的治療としてグラム陽性菌カバー目的には第 1 世代セファロスポリン（MRSA を想定する場合はバンコマイシン），グラム陰性菌カバー目的には第 3 世代セファロスポリンもしくはアミノグリコシドを投与することが多いが，治療開始後，臨床的な改善がみられない場合は，排液中の細胞数や培養の再検を行う必要がある．起因菌が

判別した場合は，薬剤感受性に従って抗菌薬の選定を行い，治療を継続する．複数菌が検出された場合は，消化管病変の併存を念頭に外科的な対応をも検討する必要がある．一方，培養陰性であっても初期治療により状況が改善している場合にはそのまま治療を継続することが多いが，臨床的な改善が認められなければ，マイコバクテリア，ノカルジア，レジオネラなどによる可能性を念頭に置き特殊培養施行を検討するとともに，PDカテーテル抜去などの対応を考慮すべきである．PDカテーテル抜去は，適切な抗菌薬を使用しているにもかかわらず，5日間経過した後でも排液の混濁が消失しない難治性腹膜炎である場合や，前回の腹膜炎の治療完了後約4週間以内に発症した腹膜炎で，病原微生物が前回と同一か，もしくは菌が検出できない反復性腹膜炎に対しても適応を考慮する．

予後

- 腹膜炎の発症は，将来的な腹膜機能低下や早期血液透析への移行，EPSへの進展，死亡などの原因となることから，患者教育の推進や侵襲的処置時における抗菌薬の適正使用による発症予防を心がけることが肝要となろう．

B. カテーテル関連感染症

病因・病態

- 皮膚発赤の有無にかかわらず出口からの膿性滲出液が認められる状況である出口部感染や，皮下トンネル部に感染が及ぶトンネル感染があげられ，PDカテーテルの組織通過部分の外周囲における病原体感染が本態である．出口部の汚染やカテーテル周囲組織の機械的損傷，消毒液による化学的損傷などが背景となる．

疫学

- 代表的な表皮常在菌である表皮ブドウ球菌に限らず，グラム陽性球菌からグラム陰性桿菌，迅速発育抗酸菌，真菌に至るまで，さまざまな病原体がカテーテル関連感染の原因となる．

診断

- カテーテル出口部より膿性分泌物を認めた場合は出口部感染と診断し，出口部滲出液の培養検査を行い，起炎菌を同定する．トンネルに沿って発赤や腫脹，疼痛が認められる場合はトンネル感染と診断する．超音波検査ではカテーテル周囲に液貯留所見を認めることがある．

治療
- 感染が外部カフに及ばない場合，非観血的治療で対応する．出口部および皮下トンネル部分に発赤・腫脹といった明確な炎症所見が確認される場合には，抗菌薬による治療を行う．難治例，あるいは感染が外部カフに及んだ場合には，アンルーフィング，出口部変更，カテーテル入れ替えなどの観血的治療を考慮する．

予後
- PD を安定して継続していくためには，腹膜炎の原因となりうるカテーテル関連感染症発症の予防策を講じる必要がある．患者教育を徹底し，日々の出口部ケアと観察を行うことが重要である．海外で推奨されている出口部へのムピロシン/ゲンタマイシン軟膏の予防的塗布は，わが国においては耐性菌の出現の懸念などから利益が少ないと考えられており，日常臨床において適用する機会は少ない．

▶ **非感染性合併症**

A. 除水不全

病因・病態
- 除水不全は，適正な透析を行っているにもかかわらず，十分な限外濾過量が得られない状態を示す．腹膜機能低下による腹膜透過性の亢進に伴って出現することが多く，透析期間に比例して頻度が増加し，PD 離脱の最も大きな原因となる．わが国では，2.5%デキストロース透析液 2L を 1 日 4 回使用しても除水量が 500mL 未満，を除水不全の目安としている．

診断・治療
- 体液貯留をきたした PD 患者の対応手順を **図1** に示す．

B. 被囊性腹膜硬化症 (encapsulating peritoneal sclerosis: EPS)

病因・病態
- EPS は「びまん性に肥厚した腹膜の広範な癒着により，持続的，間欠的，あるいは反復性にイレウス症状を呈する症候群」と定義される．EPS の病態は，腹膜透析液の持続刺激に伴う腹膜の組織変化や透過性亢進 (first hit) に何らかの炎症状態 (second hit, 多くは細菌性腹膜炎) が加わることにより，透過性がさらに亢進し，肥厚線維化した腹膜表面にフィブリンの膜が形成されると考えられている (two hit theory) **図2** ．フィブリン膜がさらに変性硬化し腸管全域を圧迫することにより，イレウス症状が生じる **図3** ．

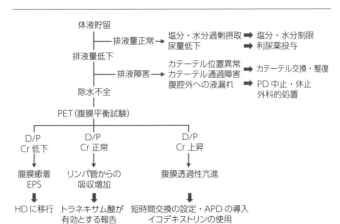

図1 体液貯留の PD 患者に対する鑑別診断

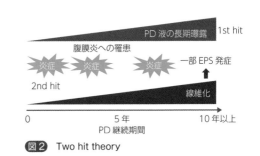

図2 Two hit theory

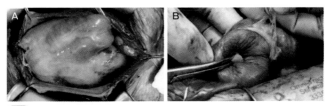

図3 EPS の肉眼的所見

EPS 症例の開腹術施行時の術中写真.
A. 肥厚した壁側腹膜が鉗子で固定されている. 肥厚した臓側腹膜が "fibrous cocoon (線維性の繭玉)" を形成し, 腸管を覆っている.
B. 線維性の臓側腹膜が小腸から一部剥がされた状態.
(Moinuddin Z, et al. Front Physiol. 2015; 5: 470[5])

疫学

• わが国で行われた酸性液を用いた PD 患者での前向き観察研究では，総 EPS 発症頻度は 2.5％で，PD 施行期間に応じて増加することが確認された．その後，ブドウ糖分解物の発生を抑えた中性化透析液が開発され，この透析液使用下での EPS 発症頻度に関する観察研究（NEXT PD study）では，総 EPS 発症頻度は 1.0％と低下したことが示された．

症状・診断

• 症状には，血性腹水，腹痛，食欲低下，嘔気・嘔吐，腹部腫瘤，栄養障害，腸閉塞などがある．EPS 発症を予測する因子として，D/P Cr，中皮細胞面積，排液 MMP-2，排液 IL-6 などが報告されているが，特異性の高い検査は現時点では存在しない．CT スキャンなどの画像検査では，腸閉塞，腸管拡張，腸間膜肥厚，腹水，腹膜石灰化などの所見を呈する．腹腔鏡を用いた確定診断も可能である．

治療

• 中心静脈栄養による腸管安静，ステロイド，免疫抑制薬，開腹癒着剥離術，などが有用であったとの報告があるが，現在のところ有効な治療法は確立していない．

予後

• EPS の致死率は報告によりばらつきはあるが，25〜55％と高い．

予防

• EPS の有効な治療法は確立しておらず，予後不良であることから，EPS 発症予防対策を講じることは PD 診療を進めていく上で重要である．ガイドラインでは，長期 PD 例あるいは腹膜炎罹患後の例で腹膜劣化の進行が疑われる場合，EPS 発症の危険性を考慮して PD の中止を検討すること，また腹膜劣化を判断するための検査として，腹膜平衡試験（PET）を定期的に行うことが提案されている．しかし，現在わが国では中性化透析液が使用されており，酸性透析液使用下のデータと比較し，EPS の発症頻度が抑えられたとの報告もある．また，EPS 発症には，PD 施行期間以外に腹膜炎罹患回数，腹膜機能低下など，さまざまな因子が関与している．以上より，EPS 発症を回避するためには，PD 療法の基本である腹膜炎発症の予防（患者教育）と早期治療や，腹膜劣化をきたすリスクの程度を個々の患者で経時的に把握・推測することも肝要である．

C. ヘルニア

病因・病態

- ヘルニアは，手術創や鼠径部，臍部などの組織が脆弱な部分から腸管が突出する病態である．
- PD 患者では，透析液の貯留に伴う腹腔内圧の増加が誘引・増悪因子となる．

疫学

- PD 患者におけるヘルニアの合併は 10〜25％と報告されている．

診断

- 診察上，鼠径部や臍部，術創部から突出した腸管を触知する．CT の画像検査で腸管が腹腔外へ突出していることで診断する．

治療・予防

- 腹腔内圧を軽減する処方（透析液貯留量を減らし，回数を増やす，PD を休止するなど）を試みる．保存的治療で改善しない際には，外科的治療を選択する．

D. 横隔膜交通症

病因・病態

- 腹腔内に貯留した腹膜透析液が胸腔内に移行し，呼吸困難や咳嗽，除水不全などの症状を呈する疾患である．横隔膜の脆弱部位や欠損部位からの透析液の流入や，横隔膜のリンパ管を経由した透析液の移行などが原因と考えられている．

疫学

- PD 患者の 1.6％程度に発症するといわれている．右側に多く発症する．

診断

- 確定診断には，インジゴカルミンなどの色素や放射性同位元素を透析液に混合したものを腹腔内に投与し，直視下や RI により腹腔内から胸腔内への移行を確認する方法がある．

治療

- 一定期間，腹膜透析を休止すると自然に寛解する可能性がある．再開する際には低貯留量から再開し，徐々に貯留量を増加させる．経過中に再発する場合は，癒着療法や外科的治療が考慮される．

■文献

1) 日本透析医学会, 腹膜透析ガイドライン改訂ワーキンググループ, 編. 腹膜透析ガイドライン 2019.
2) Li PK, Szero CC, Piraino B, et al. ISPD peritonitis recommendations: 2016 update on prevention and treatment. Perit Dial Int. 2016; 36: 481-508.
3) 細谷龍男, 監. 横山啓太郎, 池田雅人, 小倉 誠, 他. 腹膜透析療法マニュアル. 東京: 東京医学社; 2011.
4) Nakamoto H. Encapsulating peritoneal sclerosis--a clinician's approach to diagnosis and medical treatment. Perit Dial Int. 2005; 25. Suppl 4: S30-S38.
5) Moinuddin Z, Summers A, Van Dellen D, et al. Encapsulating peritoneal sclerosis-a rare but devastating peritoneal disease. Front Physiol. 2015; 5: 470.

〈菱田英里華〉

4 慢性透析患者の管理（腹膜透析編）

1 ▶ 血漿交換

■ POINT

- 血漿交換法とは血漿中に含まれる病因物質の除去や血漿蛋白の大量補充を目的とする治療の総称である．
- 除去したい物質の分子量，保険適応，病態，各モダリティのメリット・デメリットを理解した上での治療選択が重要となる．
- 特殊血液浄化療法は，多くの場合，原因疾患に対する補助的治療法であり，原因疾患に対する治療が十分に行われていることが重要である．

治療法の概略

- 血漿交換法とは，病因物質の除去や，欠乏している血漿蛋白成分の補充を，循環血流量への影響を低減しながら大量に行うための治療法である．血漿交換療法は分離した血漿の処理方法や置換液により，**図1** のような治療方法に分類される．
- 血漿の分離は膜分離法と遠心分離法があり，本邦では血漿分離器を用いた膜分離法が主流となっている．血漿分離器は無数の微細な孔が施された中空糸（ストロー状の線維）の集合体であり，血液が通過する際，おおよそ膜孔径の大きさで物質がふるいにかけられる **図2**．そのため，膜孔径により分離する物質の範囲を選択できることが利点である．対して遠心分離法は少ない血流確保で分離が可能，処理時間が短いなどの利点があり，今後の普及が期待される．
- 治療選択は除去したい物質の分子量に適したモダリティ

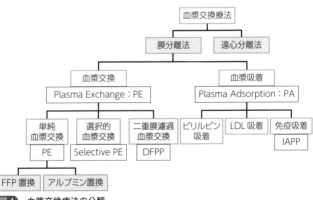

図1 血漿交換療法の分類

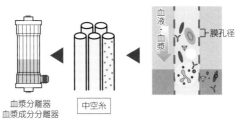

図2 膜分離法

血漿分離器
血漿成分分離器　　中空糸　　血液・血漿　膜孔径

5
特殊血液浄化療法

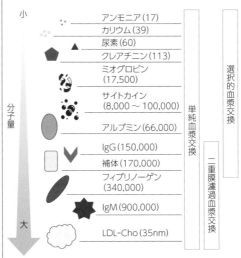

図3 分子量によるモダリティの選択

の選択が重要となる **図3**．また保険上の治療回数の制限，各論で述べる治療のメリット・デメリットも比較検討した上での選択が推奨される **表1**．

表 1 治療法の比較

	疾患名	適応となる治療法			病因物質	対象物質 分子量	算定に伴う上限
		PE	DFPP	PA			
神経疾患	重症筋無力症	●	●	●	抗アセチルコリン受容体抗体 抗MuSK抗体	IgG: 15万	1連につき月7回 3カ月間に限る
	多発性硬化症	●	●	●	抗MBP抗体 抗MOG抗体など	IgG: 15万 IgM: 90万	1連につき月7回 3カ月間に限る
	慢性炎症性脱髄性多発根神経炎	●	●	●	抗ガングリオシド抗体など	IgG: 15万	1連につき月7回 3カ月間に限る
	ギラン・バレー症候群	●	●	●	抗ガングリオシド抗体など	IgG: 15万 IgM: 90万 IgA: 16万	1連につき月7回 3カ月間に限る
皮膚疾患	天疱瘡	●	●		抗デスモグレイン抗体	IgG: 15万	1連につき週2回 3カ月間に限る
	類天疱瘡	●	●		抗デスモグレイン抗体など	IgG: 15万	1連につき週2回 3カ月間に限る
	中毒性表皮壊死症/スティーヴンス・ジョンソン症候群	●	●		TNF-α 可溶性Fasリガンド グラニュライシンなど	TNF-α: 5万 可溶性FasL: 2.6万 グラニュライシン: 15万	1連につき8回
血液疾患	多発性骨髄腫	●	●		M蛋白など	IgG~IgM: 15~90万	1連につき週1回 3カ月間に限る
	マクログロブリン血症	●	●		IgM	IgM: 90万	1連につき週1回 3カ月間に限る
	血栓性血小板減少性紫斑病	●†			ADAMTS-13インヒビター 超高分子量VWF重合体 (補)ADAMTS-13 (補)正常VWF重合体	IgG: 15万 IgM: 90万 VWF重合体: 2,000万	治療開始後1カ月

分類	疾患				除去・補充物質	分子量・特徴	施行回数
	溶血性尿毒症症候群			●†	ADAMTS-13 インヒビター 超高分子量 vWF 重合体 ベロ毒素 （補充）ADAMTS-13 （補充）正常 vWF 重合体	IgG: 15万 IgM: 90万 vWF 重合体: 2,000万 ベロ毒素: 4万	1連につき 21 回
	血友病		●		第Ⅷ因子に対する抗体	IgG: 15万	1連につき週 1 回 3カ月間に限る
肝疾患	劇症肝炎	●	●	●†	肝昏睡惹起物質 ビリルビン 胆汁酸 （補充）凝固因子	ビリルビン: 585 胆汁酸: 約 500	1連につき概ね 10 回
	術後肝不全		●	●†	肝昏睡惹起物質 ビリルビン 胆汁酸 （補充）凝固因子	ビリルビン: 585 胆汁酸: 約 500	1連につき月 7 回
	急性肝不全		●	●†	肝昏睡惹起物質 ビリルビン （補充）凝固因子	ビリルビン: 585	1連につき月 7 回
	慢性 C 型ウイルス肝炎		●	●	C 型肝炎ウイルス	C 型肝炎ウイルス:（サイズ）直径 55〜65nm	5 回
	巣状糸球体硬化症		●	●	リポ蛋白(a) LDL VLDL IDL	リポ蛋白: 数百万	1連につき 12 回 3カ月間に限る
腎疾患	抗糸球体基底膜抗体（抗 GBM 抗体）型急速進行性糸球体腎炎		●		抗 GBM 抗体	IgG: 15万	1クールにつき 7 回 1連につき 2 クール
	抗白血球細胞質抗体（ANCA）型急速進行性糸球体腎炎		●		MPO-ANCA PR3-ANCA	IgG: 15万	1クールにつき 7 回 1連につき 2 クール

（つづく）

5 特殊血液浄化療法

表1 治療法の比較（つづき）

	疾患名	PE	DFPP	PA	病因物質	分子量	算定に伴う上限
膠原病	全身性エリテマトーデス	●	●	●	免疫複合体 自己抗体（抗DNA抗体など）	IgG: 15万	月4回
	悪性関節リウマチ	●	●	●	リウマトイド因子 免疫複合体	IgG: 15万	週1回
	川崎病	●	●		各種サイトカイン	8000〜10万	1連につき6回
循環器疾患	家族性高コレステロール血症	●	●	●	リポ蛋白(a) 中性脂肪 LDL VLDL IDL	リポ蛋白: 数百万	1連につき週1回
	閉塞性動脈硬化症	●		●	リポ蛋白(a) 中性脂肪 LDL VLDL IDL	リポ蛋白: 数百万	1連につき10回 3カ月間に限る
その他	同種腎移植 同種肝移植		● ●		抗A抗体 抗B抗体 DSA抗体	IgG: 15万 IgM: 90万	1連につき術前4回 術後2回
	重度血液型不適合妊娠 薬物中毒	● ●			抗D抗体 中毒起因物質	IgG: 15万	1連につき概ね8回

JCOPY 498-22470

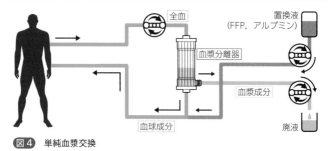

図4 単純血漿交換

5 特殊血液浄化療法

各論

1）単純血漿交換（plasma exchange: PE）

a. 方法

- 血漿分離器（プラズマフローなど）により血球と血漿に分離し，全ての血漿を破棄する．破棄した血漿は FFP または人血清アルブミンで置換される **図4** ．本邦では FFP 置換による治療が多いが，欧米ではほとんどの場合は医療コストやウイルス感染症の問題から，アルブミン置換が主流である．

b. 適応

- 血漿成分全てを置換するため，病因物質の分子量にかかわらず広く適応がある．

c. メリット・デメリット

- FFP 置換は凝固因子，γグロブリン補充の観点では優れているが，FFP によるアナフィラキシーショックを起こし，治療を中断せざるを得なくなることもある．また，ウイルスはフィブリン分画と同程度の分子量を持つものが多く，ウイルス感染を惹起する危険性がある．加えて，治療中は FFP に含まれるクエン酸による低カルシウム血症をきたすため，グルコン酸カルシウム持続投与とカルシウム値のモニタリングを要する．

- 人血清アルブミン置換ではこのようなデメリットはなくなるが，凝固因子が補充されないため，術後肝不全・急性肝不全，ANCA 関連血管炎の肺胞出血や敗血症などの出血傾向を呈する病態，血小板活性化因子の補充を要する血栓性血小板減少性紫斑病では FFP 置換が第一選択となる．また，ステロイド治療などにより低γグロブリン血症をきたしている症例では，免疫グロブリン分画の補充ができないことから，いかんせん傾向には十分注意が必要である **表2** ．

表2 FFP 置換とアルブミン置換の比較

	FFP 置換	アルブミン置換
血漿分離器	プラズマフローなど	
置換液	同型または AB 型の FFP	アルブミンを乳酸リンゲル液で希釈
置換量	循環血漿量の 1〜1.5 倍	
置換液濃度		直前のアルブミン値と同程度
メリット	凝固因子,血小板活性化抑制因子γグロブリンの補充が可能	副作用が少ない在庫確保が容易低コスト
デメリット	重篤なアレルギーの可能性高コスト低カルシウム血症	フィブリノゲン低下

※循環血漿量(mL):体重(kg)×0.075×(1−ヘマトクリット/100)×1000

2) 二重膜濾過血漿交換(double filtration plasmapheresis: DFPP)

a. 方法

- 分離した血漿成分を血漿成分分画器(カスケードフロー)とよばれるさらに膜孔径の小さい膜に通過させる.血漿は分子量 10 万前後でふるいにかけられ,それより分子量の大きい物質は破棄される.破棄された分は人血清アルブミンで置換される **図5**.

b. 適応

- 多くの疾患でターゲットとなる IgG 領域の除去が可能であり,凝固因子の補充を要さない場合で適応となっている.

c. メリット・デメリット

- 分子量 10 万以下の物質は保持されやすく,アルブミンの喪失が少ない.一方で,分子量が大きいフィブリノゲンの喪失量は多く,1 回の治療で約 70%低下するとされている.フィブリノゲンは自然回復するが,頻回に治療を行う場合は過度の低下には注意を要する.

3) 選択的血漿交換(selective plasma exchange: SePE)

- 近年新たなモダリティとして注目されている.アルブミン置換の血漿交換療法である.

a. 方法

- 基本的な原理と回路は単純血漿交換に準じるが,使用する膜が膜孔径 0.03μm の血漿分離器(エバキュアープラス)となる.そのため,分子量が大きいフィブリノゲンや凝固第 13 因子を保持しつつ,IgG の除去が可能と

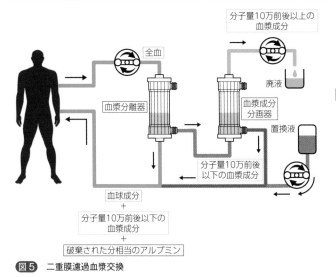

図5 二重膜濾過血漿交換

図中のラベル:
- 分子量10万前後以上の血漿成分
- 全血
- 廃液
- 血漿分離器
- 血漿成分分画器
- 置換液
- 分子量10万前後以下の血漿成分
- 血球成分 + 分子量10万前後以下の血漿成分 + 破棄された分相当のアルブミン

PE の血漿分離器　　　　　　SePE の血漿分離器

0.3μm　　　　　　　　　　　0.03μm

血液　　　　　　　　　　　　血液

血漿成分　　　　　　　　　　血漿成分

血球成分　　　　　　　　　　血球成分

血漿成分は分子量10〜20万程度でふるいにかけられる

図6 選択的血漿交換

なる. 一方で IgM などの高分子γグロブリンの除去能は低い. 破棄された分は人血清アルブミンで置換される **図6**.

b. 適応
• 基本的に PE の適応疾患に準ずるが, 膜孔径が小さいた

め，分子量の大きい物質の除去を目的とする疾患には適さない．

c. メリット・デメリット

・フィブリノゲンを保持したまま処理が可能であることが最大のメリットであり，1回の治療での低下率は10〜20%とされている．そのため，アルブミン置換でも凝固因子の喪失が少ない．

・デメリットは適応にもある通り，分子量の大きい物質の除去には適さないことである．

4）血漿吸着（plasma adsorption: PA）

・血漿分離器（プラズマフローなど）により血漿を分離し，二次膜に目的とする病因物質に対して吸着能をもつカラムを用いて処理する．ビリルビンやLDLなどの生体物質や自己免疫性神経，筋疾患などにも用いられる．免疫吸着は，トリプトファンをリガンドとしたカラム（イムソーバ®）を用い，重症筋無力症やギランバレー症候群などの治療に対して，PEXやDFPPより副作用が少なく同等の効果が得られたとの報告もある．

■文献

1) 日本アフェレシス学会. アフェレシスマニュアル. 改訂第3版. 東京: 学研メディカル秀潤社; 2010.
2) Ohkubo A, Okado T. Selective plasma exchange. Transfus Apher Sci. 2017; 56: 657-60.
3) 野入英世, 花房規男, 編. アフェレシス療法ポケットマニュアル. 第2版. 東京: 医歯薬出版; 2012.

〈中川早紀〉

JCOPY 498-22470

5. 特殊血液浄化療法

2 ▶ エンドトキシン吸着療法

▎POINT▎

● エンドトキシンとはグラム陰性菌外膜に存在する lipopolysaccharide（リポポリサッカライド，リポ多糖，LPS）を指す．発熱やショックなどを惹起する．

● エンドトキシン吸着療法（PMX-DHP）は，ポリミキシン B 固定化繊維カラム（Polymyxin B-immobilized fiber column：PMX；Toraymyxin®）を用いた直接灌流法によりエンドトキシンを除去する治療法である．

● 生命予後の改善は実証されておらず，「日本版敗血症診療ガイドライン 2016」では PMX-DHP を実施しないことが弱く推奨されている．「日本版敗血症診療ガイドライン 2020」でも同様の見解である．

治療法の概略	・1892 年に Pfeiffer がグラム陰性菌であるコレラ菌の菌体内に，発熱やショックを誘発する物質を同定しエンドトキシンと命名した．エンドトキシンは 1940 年までに単離可能となり，リピド A（lipid A）と多糖（polysaccharide）からなることが示され lipopolysaccharide（リポ多糖，LPS）とよばれるようになった．エンドトキシンは耐熱性・非揮発性でグラム陰性菌の分裂・増殖時，または死滅時に遊離する．細胞表面の Toll-like receptor-4（TLR-4）を介し炎症性メディエーターを産生する一方，TLR-4 を介さず細胞内のカスパーゼ 11 の活性化を経て細胞死や炎症性メディーエーターを誘導することが報告されている．

・エンドトキシン吸着療法（PMX-DHP）は，1994 年に本邦で開発・保険収載されたポリミキシン B 固定化繊維カラム（Polymyxin B-immobilized fiber column：PMX　Toraymyxin®，トレミキシン®）を用いた直接灌流法によりエンドトキシンを除去する治療法である．トレミキシン®はポリスチレン，ポリプロピレンからなる複合繊維に，ポリミキシン B が固定化された血液浄化用カラムである 図1 ．ポリミキシン B はグラム陰性菌に対して殺菌作用がありエンドトキシンに親和性が高い．

・血液浄化療法の基本原理は，濾過，拡散，吸着の 3 つであり，血漿交換療法を含めれば膜分離法，遠心分離法の 2 つが加わる．PMX-DHP は，その名のごとく吸着原理に基づいた血液浄化療法である．歴史的には，エンドトキシンはグラム陰性菌感染症におけるショックなどの主因として考えられ，これを除去する目的でトレミキシ

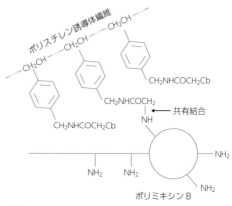

図 1　ポリミキシン B の固定化繊維の模式図
ポリミキシン B はポリスチレン誘導体繊維と共有結合している．ポリミキシン B のアミノ基とエンドトキシンのリピド A が結合し，エンドトキシンを吸着する．
(小路久敬. SEN'I GAKKAISHI. 2005; 61: 15-6³⁾ より改変)

ン®が開発された．一方，エンドトキシンの中和抗体によるエンドトキシンの除去が必ずしも患者の予後改善につながらず，また，最近では特発性肺線維症急性増悪などの非グラム陰性菌感染症の病態にも PMX-DHP が有効であることが報告されており，エンドトキシンに限らず炎症性メディエーターの除去により全身状態の改善に寄与している可能性がある．

適応

- 2020 年 4 月 1 日から PMX-DHP の診療報酬算定基準が変更になった．以前は算定用件に全身性炎症反応症候群，いわゆる SIRS の診断が必須であったが，今回から 18 歳以上の症例においては求められない．「日本版敗血症診療ガイドライン 2016」に準じて，グラム陰性菌によると考えられる敗血症性ショックと診断できる症例ならば算定可能である．一連の治療としてトレミキシン®を 2 本まで算定可能である．添付文書には施行時間を 2 時間と定められているが，長時間施行しても血小板減少をきたすことなく，循環動態および肺酸素化能の改善が報告されている．なお，本邦では先進医療として特発性間質性肺炎の急性増悪に施行できる．エンドトキシン吸着療法の有効性を検証した多施設 RCT は 2005 年から 2018 年にかけて 3 報あり，生命予後の改善は実証され

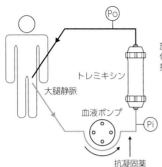

施行方法: 全血血液灌流法
体外循環時間: 2 時間
抗凝固薬: ナファモスタットメシレート
　　持続注入: 30〜40mg/ 時
　またはヘパリン
　　ワンショット: 40〜60 単位 /kg
　　持続注入: 40〜60 単位 /kg/ 時

5 特殊血液浄化療法

	PMX-01R	PMX-05R	PMX-20R
血液流量	8〜12 mL/ 分	20〜40 mL/ 分	80〜120 mL/ 分

図2 PMX-DHP 施行例

成人は PMX-20R を使用する.
(東レ. トレミキシン®添付文書 4) より)

ておらず,「日本版敗血症診療ガイドライン 2016」では
PMX-DHP を実施しないことが弱く推奨されている. 一
方で, 敗血症症例は不均一な集団であり, RCT によるエ
ビデンスだけでは PMX-DHP の治療効果を過小評価し
かねない. 治療効果が認められた報告例があるのも事実
であり, PMX-DHP が有効な患者特性を明らかにするこ
とが重要である. エンドトキシンはグラム陰性菌の溶菌
時にも放出される点に着目し, 消化管穿孔や腎盂腎炎で
は抗菌薬開始後早期に PMX-DHP を検討する. たとえば
消化管穿孔に伴う汎発性腹膜炎の症例では, 腹腔洗浄ド
レナージおよび抗菌薬開始後 4 時間以内に PMX-DHP
を施行することで, 循環不全の増悪リスクを低減できる
可能性がある. 血中エンドトキシン濃度が判明するまで
に時間を要する医療機関が多いと思われる. 血中エンド
トキシン濃度が判明してからでは PMX-DHP の至適タ
イミングを逸する可能性があることに留意する.

注意点

• 充填液の pH が約 2 であり, PMX-20R の場合は 4L 以
上, PMX-05R の場合は 2L 以上, PMX-01R の場合は
0.5L 以上の生理食塩水等の電解質輸液剤で洗浄する.
• 施行中はカラム内凝固 (回路内凝固),血小板減少に留意
する.
• トレミキシン®の添付文書にはヘパリンによる抗凝固法
も記載されているが, ナファモスタットを使用すること

が多い.

効果判定

- PMX-DHP による死亡率の改善は実証されていないが, 下記を参考に治療効果を評価する.
  ・血圧の上昇
  ・昇圧剤の減量
  ・P/F（PaO_2/FiO_2）ratio の上昇
  ・尿量の増加
  ・心係数の上昇

■文献

1) 西田 修, 小倉裕司, 井上茂亮, 他. 日本版敗血症診療ガイドライン 2016. 日本集中治療医学会雑誌. 2017; 24 Suppl 2: S140-1.
2) Tani T, Shimizu T, Tani M, et al. Anti-endotoxin properties of polymyxin B-immobilized fibers. Adv Exp Med Biol. 2019; 1145: 321-41.
3) 小路久敬. 繊維状吸着体を利用した敗血症治療用血液デバイス. SEN'I GAKKAISHI（繊維と工業）. 2005; 61: 15-6.
4) 東レ. トレミキシン®添付文書.
5) 山下千鶴, 森山和広, 長谷川大祐, 他. 敗血症治療における PMX-DHP の最新エビデンスと今後の展望. エンドトキシン血症救命治療研究会誌. 2019; 23: 33-43.
6) De Rosa S, Villa G, Ronco C. The golden hour of polymyxin B hemoperfusion in endotoxic shock: The basis for sequential extracorporeal therapy in sepsis. Artif Organs. 2020; 44: 184-6.

〈今井利美〉

5. 特殊血液浄化療法

3 ▶ 白血球除去療法

■ POINT

● 体外循環により血液を吸着カラムに通して，血液中の白血球などを除去する治療法を白血球除去療法という．活性化された白血球を吸着するだけでなく，白血球の機能変化による，炎症性サイトカイン産生の減少など，免疫機構への関与も報告されている．

● ステロイドや免疫抑制薬などの薬剤治療に抵抗性の，潰瘍性大腸炎・クローン病などの炎症性腸疾患や，膿疱性乾癬・関節症性乾癬などが対象となる．

● 薬剤の副作用で，通常の薬剤の減量や中止が余儀なくされる場合や，妊娠などで薬剤が使用できない場合にも施行可能で，良好な治療効果が期待できる．通常使用される吸着カラムでは，併用禁忌となる薬剤もなく，カラムによる薬剤の除去はほとんどないとされる．

概略

・白血球除去療法とは，体外循環により，血液を白血球除去用浄化器に通し，処理後の血液をまた体内に戻す治療法である．白血球系細胞には，顆粒球・単球・リンパ球があり，顆粒球はさらに好中球・好酸球・好塩基球に分類される．白血球のなかで最も分画の多い顆粒球除去を主たる目的として，吸着ビーズカラムを除去装置として使用するものを，顆粒球吸着除去療法（granulocyte adsorptive apheresis: GCAP ジーキャップ）とよぶ．フィルターを除去装置とする白血球除去療法（leucocyte adsorptive apheresis: LCAP エルキャップ）という治療法もあるが，LCAP 用のフィルターが 2020 年 3 月で製造および販売中止となり，今後の白血球除去療法の主体は，GCAP となるものと予測される．こうした背景より，本稿では，GCAP に絞って適応その他を詳述する．

顆粒球吸着除去療法（granulocyte adsorptive apheresis: GCAP）

・顆粒球のみならず単球およびマクロファージも選択的に吸着・除去するため顆粒球・単球吸着除去療法（granulocyte and monocyte adsorption apheresis: GMA）ともいわれるが，同じ治療法をさす．リンパ球はほとんど吸着されない．作用機序は，カラム内に充填されている酢酸セルロース製ビーズにより，活性化した顆粒球・単球を選択的に吸着除去することであり，その吸着率は 20〜30%とされている．吸着されずにカラムを通過した白血球の，炎症性サイトカイン産生能が低下

5

特殊血液浄化療法

137

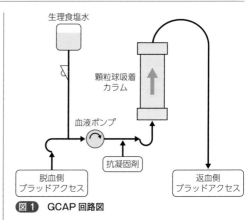

生理食塩水

顆粒球吸着
カラム

血液ポンプ

抗凝固剤

脱血側
ブラッドアクセス

返血側
ブラッドアクセス

図1 GCAP 回路図

するなど，白血球の機能変化を起こし，こうした面でも
炎症の抑制方向に働く．
- 治療は，両側肘部静脈を留置針で穿刺し，片側から脱血
し体外循環につなぎ，吸着カラム（アダカラム®）を通
した血液を，対側の静脈から返血する **図1**．脱血流量
は体外循環回路内ポンプで調整可能だが，30mL/分の速
度で時間は 60 分間とするのが基本となっている．血液
が回路内で凝固するのを防ぐ目的で，ヘパリンやナファ
モスタットメシル酸塩を脱血ラインより添加する．ヘパ
リンは開始時に 1000～3000 単位をワンショットで投
与し，その後持続で 500～1500 単位/時で投与する．ナ
ファモスタットメシル酸塩を使用する場合は，20～
50mg/時で持続投与とする．適宜 ACT 測定や回路内凝
固サインの有無を確認し，凝固薬投与量の調整を行う．

適応

- 炎症性腸疾患の潰瘍性大腸炎やクローン病，膿疱性乾癬，
関節症性乾癬が GCAP の保険適応疾患となっている．
- 潰瘍性大腸炎：重症・劇症患者および通常の内科的治療
になかなか反応しない難治性患者に対して，一連につき
10 回（劇症患者では 11 回）まで施行できる．週 2 回
の集中治療のほうが週 1 回治療より有効性が高いこと
が報告されており[1]，現在では，週 1 回までとの実施頻
度の制限はなくなっている．
- クローン病：栄養療法および既存の薬物療法が無効また
は適用できない，大腸の病変に起因する中等症から重症
の活動期にある患者に対して，一連の治療につき 10 回

まで実施できる．週2回の集中治療により，週1回の GCAP療法と比較して，寛解導入までの期間の短縮が示されている[2]．

- 膿疱性乾癬患者：薬物療法が無効または適応できない，中等症以上の症例が対象となり，一連の治療につき1クールを限度として，1クールにつき週1回を限度とした5週間の治療を施行できる．

- 関節症性乾癬：2019年11月より新たにGCAPの保険適用となった．関連学会ガイドラインに準拠した既存の薬物療法が無効または適用できない患者に対して，一連の治療につき2クールを限度として，1クールにつき週1回を限度とした5週間の治療を実施できる．1クール終了時に治療効果の判定を行い，無効と判断されれば中止する．

注意点

- 薬剤を投与する治療法と違って，組織において炎症を惹起・増悪させている活性化白血球を特異的に除去する治療法であり，治療の手技に伴うもの以外に重篤な副作用を起こさないのが，GCAPの大きな特徴であり利点である．頻度の多い副作用としては，頭痛・たちくらみ・めまい・嘔気・一過性の発熱や発赤などがあるが，これらは体外循環に伴うものと考えられ，ほとんどが一過性かつ軽度のものである．

- 通常，異なる2カ所の上肢静脈（肘部のことが多い）を留置針で穿刺し，片側の静脈から脱血し，対側の静脈から返血する二箇所穿刺法が行われている．血流量を確保し，溶血など白血球以外の血球への影響を最小限とするため，穿刺には口径の大きな（通常17G以上）留置針を使用するため，穿刺時や治療施行中の穿刺部痛が問題となる．痛みを緩和するため，治療開始30分前に穿刺部位に疼痛緩和作用のあるテープを貼付する，苦痛が少なくなるように肢位を工夫して固定する，針刺入部上部に温タオルをあてる，などで対応している．

- 炎症性腸疾患の患者では，下痢や下血などにより脱水傾向となっていることが多く，口径の大きな留置針による穿刺が困難となることも少なくない．また乾癬患者では，皮膚病変により，穿刺可能部位が限られることもある．こうした患者では，異なる2カ所における静脈路が確保できないとの理由で，GCAPの適応とならないこともある．この問題を解決するべく，シングルニードル法という1カ所の血管アクセスから，脱血と返血を切り替えな

がら行う方法が提唱され，国内でも複数の施設で実施されている．血流量を通常の2箇所穿刺法の30mL/分より増加させ40mL/分とすることで，通常法と同程度の処理量が確保できたとする報告もあり，今後GCAPの適応拡大にむけ，さらなる検討がのぞまれるところである．

- 回路内容積は，通常200〜300mL程度であり，GCAP施行時の脱血流量は30〜60mL/分と他の血液浄化療法施行時のものと比較して低流量であるため，循環動態への影響はそれほど大きくないと考えられるが，背景に心機能低下や脱水などの要因があれば，血圧低下などマイナスの事象を起こす危険性が高くなる．特にGCAP初回治療時や治療開始直後は，頭痛や気分不快などの症状を訴えることが多くみられる．個々の状況に応じて，体位変換（座位から仰臥位にする，下肢挙上など）や生理食塩水など細胞外液による補液を行い，それでも症状が改善しない場合は，血流量や治療時間の調整を行い，必要時は治療の中断も含め適切に対処する．

- 炎症性腸疾患の活動期で下血やそれによる貧血が高度な場合や，その他活動性の出血が疑われる場合は，ヘパリンでなく低分子ヘパリンやナファモスタットメシル酸塩を使用する．ナファモスタットメシル酸塩に対し，ショック・アナフィラキシー様症状が現れることがあるので，特に初回使用時は，患者の状態を注意深くモニターし，異常があればただちに投与を中断する．

- ヘパリンの使用で急激な血小板数の減少がみられた場合は，ヘパリン起因性血小板減少症を疑いヘパリンの使用を中止する．

- ACE阻害薬内服中の患者では，体外循環によるショックの報告があるため，治療に先立って休薬する．

- 顆粒球数2000/mm^{3}以下の患者では，顆粒球減少のおそれがあり，使用は慎重に行う．

- 抗凝固が不十分な場合，回路内凝固を起こし，返血不能あるいは不十分となり，貧血を助長することとなる．抗凝固薬の種類や投与量に関しては，個々の症例の体格や病態にあわせて調整が必要である．

実際の症例

- 44歳男性．25歳時に潰瘍性大腸炎と診断された．5-ASA（5-アミノサリチル酸）製剤により症状の回復が得られたが，5年後に症状が再燃しステロイド内服を開始．血便・腹痛・頻回の下痢の症状が，絶食，ステロイド増量によっても治まらず，GCAP治療を施行された．

週 1 回, 計 11 回の治療を行い, 4, 5 回目の治療が終わったころから症状の改善がみられ, 6 回目の治療終了時には, 腹痛・下痢も消失した. 一連の治療を終え寛解状態となったが, 1 年 3 カ月後, 再度症状が悪化し, 2 度目の GCAP 治療を施行. 初回同様 5 回目の GCAP 終了後, 症状の明らかな改善を認め, 血液検査上も炎症反応の改善がみられた. 現在は寛解を維持しているが, 再燃寛解型と考えられ, 今後症状の再燃が見られた際は, 再度寛解導入療法として GCAP の施行が予定されている.

- 23 歳女性. ステロイド依存性の大腸クローン病. 下痢や腹痛など症状の増悪があり, 大腸内視鏡にて, 盲腸から横行結腸に深い縦走潰瘍, 横行結腸に敷石像を認める活動性の高い症例であり, 5-ASA 製剤とステロイドの内服にても寛解導入が困難であり, GCAP 治療を 5 回実施した. GCAP 治療期間中, 5-ASA 製剤とステロイド (プレドニゾロン内服) 投与も継続したが, 臨床症状および内視鏡所見の明らかな改善を認め, ステロイドの漸減も可能となった.

- 33 歳女性. 妊娠中に膿疱性乾癬を発症. 通常治療に使用されるビタミン A 酸誘導体であるエトレチナートや, メトトレキサート・シクロスポリンなどの免疫抑制薬, 生物学的製剤である TNFα阻害薬などは, 催奇性があるため使用できず, GCAP 治療の適応となった. 週 1 回, 計 5 回の GCAP 治療を行ったが, 治療 3 回目から効果が現れはじめ, 5 回の治療終了後には体幹部の紅斑は残るものの両上肢の浮腫性紅斑は消失した. GCAP 治療中や治療後を通じて, 本人および胎児における副作用の発現や異常はみられなかった.

効果判定

- 潰瘍性大腸炎やクローン病では, 発熱・腹痛・下痢・下血などの臨床症状の改善や血液検査上の炎症反応の低下, 大腸内視鏡による粘膜治癒の確認などによって効果判定がなされる.
- 膿疱性乾癬では, 治療前後における膿疱を伴う紅斑部面積の変化や浮腫・紅斑色調の程度をみることによって効果判定を行う.
- 関節症性乾癬では, 疼痛や機能障害・皮膚症状の改善や, 学会指針に基づく重症度の変化などによって, 治療効果を判定する.

■文献
1) Yoshino T, Nakase H, Minami N, et al. Efficacy and safety of granulocyte and monocyte adsorption apheresis for ulcerative colitis: a meta-analysis. Dig Liver Dis. 2014; 46: 219-26.
2) Yoshimura N, Yokoyama Y, Matsuoka K, et al. An open-label prospective randomized multicenter study of intensive versus weekly granulocyte and monocyte apheresis in active Crohn's disease. BMC Gastroenterol. 2015; 15: 163.

〈鈴木倫子〉

6. 腎移植

1 ▶ 生体腎移植

POINT

● 日本での腎移植の9割が生体腎移植である.

● 近年, 夫婦間などの非血縁者間移植, ABO血液型不適合移植, 高齢者移植が増加し, 移植件数全体の増加の背景となっている.

● 術後は, レシピエント・ドナーともに定期的なフォローアップが必要となる. レシピエントは免疫抑制薬の副作用による感染症や心血管疾患, 糖尿病, 脂質異常症に加え, 悪性疾患の発症にも注意を払う必要がある.

● 本邦における深刻なドナー不足を背景として, 軽度の合併症を有する症例に対する, マージナルドナー基準が設けられている. マージナルドナーは近年増加傾向にあるが, 術後の腎機能低下のリスクが高く, 適応は慎重に判断する.

概略

1) 現在の腎移植状況

・ 腎移植は, 末期腎不全患者に対する腎代替療法の一つである. 現在, 末期腎不全患者全体のうち, 移植腎が機能している状態にある患者は, 米国においては約30%であるのに対し, 本邦においては5%前後と, 普及面ではまだ遅れがある[1].

・ 腎移植には, 親族や配偶者などが提供者となる生体腎移植と, 亡くなられた方から腎提供をうける献腎移植がある. 現在わが国では, 年間1800件以上の腎移植が行われるが, その9割以上が生体腎移植である[1].

・ 免疫抑制薬の開発がすすみ, 以前は適応外とされていた, ABO血液型不適合やレシピエントがドナーへの特異的抗体を持つ場合でも, 術前に脱感作療法とよばれる, Bリンパ球に対するモノクローナル抗体であるリツキシマブ投与や血漿交換などの処置を行うことで移植可能となっている. 現在, 血液型不適合移植は, 生体腎移植の30%近くを占める[2].

・ 腎移植により, 透析療法では補いきれない医学的なメリットに加え, QOLや医療経済面でのメリットも得られ, 唯一の根治的治療法といえる.

2) 移植手術

・ ドナーからの片側の腎臓摘出と, 摘出腎臓のレシピエントへの移植とが並行して行われる. ドナー手術は, 当院 (自治医科大学附属病院腎臓内科) では腹腔鏡 (後腹膜鏡) 下に行われ, ドナーは通常術後4, 5日で退院する. レシピエントの手術は, ドナーから摘出した腎臓を腸骨

窟に移植する．レシピエント自身の腎臓は，移植腎のための十分なスペースが確保でき，腫瘍や水腎などの異常がない限り，摘出しない．血管吻合および尿管膀胱吻合を行い，膀胱脇にドレーンを挿入後閉腹する．生体腎移植では，術中や術直後から排尿がみられることが多い．術後は，尿量測定やエコーによる腎形態・腎血流のモニター，採血検査による腎機能や免疫抑制薬の血中濃度測定を連日行い，術後合併症や拒絶反応の早期発見に努める．問題がなければ，術後2週間程度で退院し，以後外来管理となる．

3）退院後
レシピエントだけでなく，ドナーも片腎の慢性腎臓病患者として，長期的にフォローアップを行う．経過中レシピエントには，腎機能検査や尿検査を定期的に行い，さらに必要時には移植腎生検を行う．生検により，拒絶反応や感染症，腎炎の再発などの診断がつき，早期の治療介入が望める．

適応

レシピエント・ドナーに対する移植手術前検査を 表1 に示す．精神状態も含めた全身状態を総合的に判断する．

1）レシピエント
• 腎代替療法を永続的に必要とする不可逆性の末期腎不全状態，あるいは近い将来そうした状態になると判断される場合，腎移植の対象となる．禁忌として，ⅰ）全身性の感染症，ⅱ）活動性肝炎，ⅲ）悪性腫瘍があげられ，これらがあれば移植の適応とならない．

表1 移植手術前検査

レシピエント	ドナー
・身長・体重・血圧など身体所見	・身長・体重・血圧など身体所見
・血液型・HLA 検査	・血液型・HLA 検査
・血算・生化学検査	・血算・生化学検査
・感染症検査: 必要時ワクチン接種	・新鮮尿・蓄尿検査
・生理学検査: 心電図, 心エコー, 頸部血管エコー, 肺機能, 腹部エコー	・感染症検査
・放射線検査: 胸腹部 X 線, 腹部 CT	・生理学検査: 心電図, 心エコー, 頸部血管エコー, 肺機能, 腹部エコー
・検便, 消化管内視鏡検査	・放射線検査: 胸腹部 X 線, 胸腹部 CT, 腎血管 3D-CT
・歯科・眼科受診	・検便, 消化管内視鏡検査
・泌尿器科受診, 膀胱造影	・腎シンチグラム
・婦人科受診	・婦人科検診, マンモグラフィ, 乳腺エコー
・精神科受診	・精神科受診
両者の免疫学的適合性検査（HLA/PRA/クロスマッチなど）	

表2 生体腎移植ドナー適応基準

- 20歳以上70歳以下（80歳以下）
- 以下の疾患，または状態を伴わないこと
  - 全身性活動性感染症
  - HIV抗体陽性
  - クロイツフェルト・ヤコブ
  - 悪性腫瘍（原発性脳腫瘍および治癒したと考えられるものを除く）
- BP 140/90mmHg未満（降圧剤使用にてBP≦130/80mmHg かつ尿中Alb＜30mg/g.Cr）
- BMI≦30Kg/m² （～≦32Kg/m²）
- GFR≧80mL/分/1.73m² （～≧70mL/分/1.73m²）
- 蛋白尿：150mg/日（24hr畜尿）150mg/gCr（新尿）未満，またはアルブミン尿：30mg/gCr～～
- 糖尿病（耐糖能障害）はないこと．FBS 126mg/dL以下，HbA1C（NGSP）6.2%以下，適宜OGTTにより評価（経口糖尿病治療薬使用でHbA1C 6.5%以下で良好に管理されていること．尿中Alb＜30mg/g.Cr．インスリン治療中は適応外）．
- 器質的腎疾患がない（悪性腫瘍，尿路）〔臨床的に確認できない腎疾患（検尿異常のないIgA腎症など）は器質的腎疾患に含めない〕．

注：（　）内青字は marginal donor 基準
（日本移植学会，日本臨床腎移植学会．生体腎移植のドナーガイドライン．2014.
https://www.jscrt.jp/wp-content/themes/jscrt/pdf/guideline/guideline3.pdf）

6 腎移植

2）ドナー

- レシピエントの6親等以内の血族，配偶者，3親等以内の姻族が候補となり，前提として，ⅰ）自発的に腎臓の提供を申し出ていること，ⅱ）見返りのない善意の提供であること，ⅲ）手術の安全性・リスクを十分理解し，術前・中・後の医学的ケアに協力できること，ⅳ）医学的に心身ともに健康な成人であること，の全てを満たすことが求められている[3]．ドナー候補者は，手術侵襲や腎提供後腎不全などのリスクを考慮した上で，国際基準をもとにしたわが国独自の基準に基づきドナーとしての適否が判断される 表2 [4]．生体ドナーが親族に限られ，献腎移植数も少ない慢性的なドナー不足であるわが国では，ドナー不足解消のため，マージナルドナーとよばれる軽度の合併症を有するドナー候補者に対する，追加の選択基準が設けられている 表2 （注）[4]．近年，マージナルドナーは増加傾向にあるが，一般の基準によるドナーに比し，術後腎機能低下のリスクが高く，適応については，より慎重な判断が求められる．原則として，左右腎臓のうち分腎機能が低く，サイズも小さいほうの腎臓を移植腎として使用するが，腎血管の走行や本数など，実際の手術手技も考慮した上で摘出側を決定する．左右の腎臓に著しい機能差や大きさの違いがある場合は移植適応にならない．

注意点	・移植腎機能が良好であったとしても，大半の移植患者は ステージ G3 期以下の CKD 状態にあり，正常腎機能と なるわけではない．

・免疫抑制は，① カルシニューリン阻害薬（calcineurin inhibitor: CNI）であるタクロリムス製剤（プログラフ®，グラセプター®），② 核酸合成阻害薬であるミコフェノール酸モフェチル（セルセプト®），③ ステロイド，の 3 剤併用療法が一般的で，周術期には抗体製剤（T 細胞 IL-2 受容体へのモノクローナル抗体であるバシリキシマブや B 細胞 CD20 へのモノクローナル抗体であるリツキシマブなど）も使用する．CNI 製剤は，濃度依存性に腎機能障害や高血圧，高 K 血症などの副作用を起こすため，血中濃度をモニターしながら治療目標域の血中濃度となるよう投与量は厳密に調整する．併用により血中濃度が上昇する薬剤（マクロライド系抗菌薬，抗真菌薬，カルシウム受容体拮抗薬）や食品（グレープフルーツジュースなど）も多く，その他耐糖能障害や血栓性微小血管障害もみられるため，注意が必要である．

・移植後は，生ワクチンの接種は禁忌となる．そのため，移植前に必要なワクチン接種をすませておく．不活化ワクチンであるインフルエンザワクチンは移植後 3～6 カ月後から接種可能であり，感染予防のため移植後も毎年接種することが推奨されている．

・日本でのマージナルドナーは，米国では medically complicated donor とよばれドナー適応とならない．生体腎移植で最も優先されるべきは，ドナーの安全であり，ドナーの健康状態が境界域で，マージナルドナー基準に照らしてもギリギリの場合は，本人の強い腎提供希望があったとしても，「移植不可」との判断を躊躇すべきでない．

・レシピエントが，免疫抑制薬をはじめとする内服薬への良好なアドヒアランスを保つことは，移植腎機能の保持や生命予後の観点からも非常に重要である．またドナーは，移植に伴う自身の身体的リスクを理解した上で自発的な腎提供意思をもつのかについて，第三者により評価される必要がある．当院では，術前に精神科医師による面談が行われる．

・腎不全の原疾患が腎炎の場合は，腎生検による診断が事前になされていると，再発の診断もつきやすく，治療介入も迅速に行える．腎不全の原疾患によって移植禁忌となることは少ないが，atypical HUS や原発性 FSGS は，

移植腎での再発や移植腎廃絶のリスクが高く，注意が必要である．術後に蛋白尿などの異常が見られた際は，移植腎生検で病理診断を行う．

実際の症例

レシピエント: 28 歳女性 A 型
ドナー: 66 歳男性（父）AB 型

6 腎移植

- レシピエントは巣状分節性糸球体硬化症（FSGS）により慢性腎不全となり，27 歳時に腹膜透析を導入し，その約 1 年後に父であるドナーから腎提供をうけ，生体腎移植を行った．血液型不適合移植であり，術前にリツキシマブ投与と血漿交換にて脱感作療法を行った．ドナーは周術期の合併症はなく，術後 4 日目に退院した．レシピエントは，術後 5 日目に血小板数の低下と，溶血性貧血の所見を認めたため，タクロリムスによる血栓性微小血管障害を疑い，タクロリムスの減量とメチルプレドニゾロン 500mg/日の経静脈投与を 2 日間行い，状態の改善をみた．術後 9 日目に sCr 1.40mg/dL で退院となり，以後外来通院中で経過良好である．

予後

- 腎移植の成績は年々向上している．現在わが国における，生体腎移植後の患者 10 年生存率は 92.0 % となり（表3）[1]，透析導入後の患者 10 年生存率（35～40%）を大きく上回っている[5]．献腎移植との比較では，生存率・生着率ともに生体腎移植の方が良好である（表3）[2]．献腎移植では生体腎移植に比べ腎臓摘出から移植までの阻血時間が長く，このため移植腎機能に影響がでるものと考えられる．
- ABO 血液型不適合移植の成績は，近年 ABO 適合移植と比し遜色がないと報告されている[5]．ドナー特異的抗体陽性例では，脱感作療法の確立により以前より成績は向上しているものの，長期の移植腎機能低下のリスクは，抗体陰性例に比し高いとされる．
- 移植腎廃絶の原因では慢性拒絶反応が多い．急性拒絶反応は，近年良好にコントロールされるようになったが，長期的な腎予後の改善には，慢性拒絶反応の抑制が不可欠である．
- 腎移植患者の主な死因は，感染症，悪性新生物，心疾患であるが，心疾患に脳血管障害をあわせた，血管病変を主体とする脳・心血管病（CVD）を考えると，これが第 1 位の死因となる[2]．こうした合併症のスクリーニングも，移植患者の長期的な生存率改善において重要である．

表3 移植年代別患者生存率・移植腎生着率

		解析症例数	1年	5年	10年	15年
【生存率（%）】						
生体腎	1983〜2000年	7,426	97.0 [0.2]	93.5 [0.3]	88.8 [0.4]	84.3 [0.5]
	2001〜2009年	6,896	98.2 [0.2]	96.0 [0.2]	92.0 [0.4]	87.8 [0.6]
	2010〜2017年	8,460	99.2 [0.1]	97.1 [0.2]	—	—
献腎	1983〜2000年	2,807	92.5 [0.5]	85.8 [0.7]	78.8 [0.8]	70.9 [0.9]
	2001〜2009年	1,342	96.0 [0.5]	89.4 [0.9]	81.4 [1.2]	68.3 [2.1]
	2010〜2017年	1,094	97.9 [0.4]	93.1 [0.9]	—	—
【生着率（%）】						
生着腎	1983〜2000年	5,570	92.9 [0.3]	81.9 [0.5]	69.3 [0.6]	60.0 [0.7]
	2001〜2009年	6,341	97.5 [0.2]	93.5 [0.3]	84.9 [0.5]	74.0 [0.9]
	2010〜2017年	8,132	98.7 [0.1]	94.1 [0.3]	—	—
献腎	1983〜2000年	2,284	81.5 [0.8]	64.8 [1.0]	51.8 [1.1]	42.6 [1.1]
	2001〜2009年	1,187	92.6 [0.8]	83.2 [1.1]	70.4 [1.5]	52.4 [2.4]
	2010〜2017年	1,020	96.4 [0.6]	87.9 [1.3]	—	—

[ ] 内は標準誤差を表す
(日本臨床腎移植学会・日本移植学会, 編. 移植. 2019; 54: 77[2])

■文献
1) 日本移植学会, 編. 2019臓器移植ファクトブック.
2) 日本臨床腎移植学会・日本移植学会, 編. 腎移植臨床登録集計報告 (2019) 2018年実施症例の集計報告と追跡調査結果. 移植. 2019; 54: 61-80.
3) 日本移植学会. 倫理指針. 2007年11月24日承認.
4) 日本移植学会・日本臨床腎移植学会. 生体腎ドナーガイドライン. https://cdn.jsn.or.jp/guideline/pdf/Donor-guidelines.pdf
5) 新田孝作, 政金生人, 花房則男, 他. 日本透析医学会統計調査委員会, 編. わが国の慢性透析療法の現況 (2018年12月31日現在). 透析会誌. 2019; 52: 679-754.
6) De Weerd AE, Betjes MGH. ABO-Imcompatible Kidney Transplant Outcomes: A Meta-Analysis. Clin J Am Soc Nephrol. 2018; 13: 1234-43.

〈鈴木倫子〉

6. 腎移植

2 ▶ 献腎移植

■POINT

- 亡くなられた方から腎提供をうける献腎移植には，脳死判定されたドナーからの脳死下腎移植と，心停止後のドナーからの心停止下腎移植がある.
- 献腎移植は腎移植全体の1割に満たない. 臓器移植法改定後，脳死下腎移植はわずかながら増加傾向にあるが，心停止下腎移植は減少しており，献腎移植全体としては，むしろ低下傾向となっている.
- 献腎移植を受けるには，希望者登録を行い待機者リストに載る必要がある. 平均待機期間は16年前後と非常に長い.
- 献腎移植は，腎予後・生命予後ともに，生体腎移植には劣るものの年々着実に改善しており，透析患者の生命予後を上回る良好な成績を示している.

概略

- 1997年に臓器移植法が施行され，1999年以降脳死下腎移植が行われるようになった. 2010年の，臓器移植改正法施行以降も，脳死下ドナーが微増したにすぎず，一方で心停止下ドナーは減少傾向に転じたため，献腎移植全体の件数は，改正法施行前と比べむしろ低下傾向にある[1]. 2018年の全腎移植件数1865例のうち献腎移植総数は182例と全体の1割未満にとどまる[1].

- 献腎移植登録を希望する場合，維持透析施設や外来主治医経由で，腎移植を行っている病院の腎移植専門外来を紹介受診する. 献腎移植についての詳しい説明の後，再度移植意思を確認され，必要な追加検査を行い，適応の判断がなされる. 移植可能と判断された場合は，献腎移植登録に必要な検査 **表1** をうけ，日本臓器移植ネットワークへ登録申請を行う. また，移植候補者に選ばれた際，ドナーリンパ球とレシピエント候補者の血清を反応させるリンパ球交差試験が必要となるため，登録時およ

表1 献腎移植登録申請に必要な情報

身体所見・臨床情報
- 身長・体重
- 原疾患名
- 透析施設・透析方法
- 既往歴（感染症・悪性腫瘍，心疾患，手術，輸血歴，妊娠歴，移植歴）
- 合併症（感染症，糖尿病）

検査項目
- 血液型（ABO型，Rh型）
- HLA型（A, B, DR）
- 感染症（HBs Ag, HCV Ab, HIV Ab, HTLV-1 Ab）

- び1年ごとに採血をして，血液検体の送付が必要となる．
- 献腎ドナーがあらわれると，待機リストの中から，日本臓器移植ネットワークの選択基準[2]に基づいて，レシピエント候補者が選ばれ連絡が入る．ドナー1人から2つの腎臓が，1つずつ異なる2人のレシピエントに移植される．ドナー腎の状態が移植可能なレベルになく，1つの腎臓のみ移植可能な状態であれば，選択順位が上のレシピエント1人に移植が行われる．
- 移植候補者として選ばれると，登録した移植施設より連絡が入る．候補者の中での選択順位や，提供された腎臓の状況をきき，連絡を受けてから1時間以内にその腎臓を用いての移植を受けるかどうかの意思決定を行わなければならない．移植を希望する場合は，速やかに移植施設に入院し，術前の血液検査や画像検査を行い，手術施行が可能な状態であるか，最終判断がなされる．必要時，術前透析を施行し，体液量や電解質の補正を行う．臓器が施設に到着し，移植手術となるまでの限られた時間内で，レシピエントの身体的状況をできるだけ良い状況に整えておく．
- 献腎移植は，ABO 血液型適合移植およびリンパ球交差試験陰性が前提であるため，導入時免疫抑制療法のプロトコールは，生体腎移植の適合移植時と同様となる．
- 退院後は，生体腎移植レシピエントと同様のスケジュールで，定期的に外来受診し，フォローアップを行う．受診時はカルシニューリン阻害薬血中濃度を含む，血液検査と尿検査を必ず行う．移植腎生検には，腎機能低下時や尿蛋白などが認められた際に行うエピソード生検に加え，特に臨床上の変化がなくても，移植腎の組織所見を定期的に確認するプロトコール生検とよばれるものがある．プロトコール生検は，手術中の Time 0 から始まり，移植後3カ月，1年後，2年後など，検査間隔は施設により異なるが，拒絶反応などの異常を早期に発見し，治療介入も早くなるメリットがある．

適応

1）献腎移植レシピエント

- 献腎移植の適応は，生体腎移植と同じく末期腎不全であるが，生体腎移植レシピエントのガイドラインと同様，① 全身感染症，② 活動性肝炎，③ 悪性腫瘍がないことが条件となる．腎不全にいたった原疾患や登録時の年齢などについては，適応の禁忌はない．
- 先行的献腎移植登録：透析導入前の保存期 CKD 患者で，

1 年以内に腎代替療法が必要な状態になると予測される，eGFR 15mL/分/1.73m^2 未満の進行性腎障害のある患者も献腎登録可能となっている．急速進行性の症例は除外されるため，1 年前・半年前・現在の 3 ポイントの検査結果から慢性の経過を示す必要がある．水腎や水尿管など腎後性を疑わせる場合も適応外となる．申請方法も通常と異なり，日本腎臓学会腎移植推進委員会の審査が必要となる．

6
腎
移
植

- 手術侵襲にたえうる状態であるかどうか，特に心肺機能については，維持透析施設での検査結果に加え，必要時追加検査（心エコーや負荷心電図，心筋シンチ，あるいは冠動脈造影，呼吸機能検査）をして評価する．
- 献腎ドナー候補者が，脳死あるいは心臓死の状態と診断されると，日本臓器移植ネットワークによる選択基準[2]により，レシピエント候補者が選択される．選択の前提として，① ABO 血液型適合〔ABO 血液型一致（同一血液型）〕あるいは適合（A または B 型ドナーから AB 型レシピエント）であること，② リンパ球交差試験陰性であること，の双方をみたすことが条件となる．前提条件①②をみたす待機患者のうち，1）臓器搬送時間（基本的に同一都道府県内を優先），2）HLA 適合度，3）待機日数，4）年齢（未成年，特に 16 歳未満を優先）の各項目別に，点数が計算され，合計点数の高い順に選択される[2]．
- 現在，レシピエント選択基準の変更により，16 歳未満の小児や，ドナーが 20 歳未満の場合，20 歳未満の移植希望者を優先することになっている．このため，16 歳未満の平均待機期間は 2.9 年であるのに対し，16 歳以上では 16.6 年となり，待機期間の長期化，待機患者の高齢化，待機期間中の死亡などが問題となっている．また，親族に対して臓器を優先的に提供することが可能となり，そうした意思表示が生前なされていると，レシピエント選択時の考慮に含まれる．

2）献腎移植ドナー

- 提供腎を介した感染症や悪性腫瘍の持ち込みがなく，良好な移植腎機能が期待できるかどうかが，適応判断のポイントとなる 表2 ．生体腎移植とちがい，限られた時間内で献腎ドナーとしての適応を判断することは容易でないが，レシピエントにとって最大の効果が得られるよう，時には移植を見送る（ドナー適応としない）ことも必要となる．

表2 献腎移植ドナーの適応基準
適応除外となる疾患・状態
・全身性活動性感染症 ・HIV 抗体陽性 ・クロイツフェルト・ヤコブ病 ・悪性腫瘍（原発性脳腫瘍および治癒したと考えられるものを除く）
慎重適応となる疾患・状態
・血液生化学検査，尿所見などによる器質的腎疾患の存在が疑われる場合 ・HCV 抗体陽性
年齢
・70 歳以下が望ましい

注意点

- 通常 10 年以上に及ぶ長い待機期間中には，加齢に伴う ADL や認知機能の低下，感染症や心血管疾患，悪性腫瘍など，さまざまな合併症が起こりうる．献腎移植登録後は，リンパ球交差試験用の血液検体を毎年更新して送付する必要があるので，少なくとも 1 年に 1 度は移植施設を受診し，維持透析施設での検査所見に加え，服薬内容や治療・入院歴，輸血歴などの情報をアップデートする必要がある．

- いったん，献腎移植待機リストに登録されても，長期の待機期間中には，合併症の発症・増悪や全身状態の悪化から，移植手術の適応外と判断されることもある．その場合，献腎移植待機リストから外れることになるが，こうした可能性については，登録時によく患者に説明しておかなければならない．

- レシピエント候補者として選ばれると，移植施設より緊急で連絡が入るが，いつ連絡がきてもよいように，日ごろから体調を整えておき，連絡先を明らかにしておくことが重要である．

- 生体腎移植では，術中や術直後から排尿がみられ，大量の補液を行うことが多いが，献腎移植，特に心停止後移植の場合は，阻血時間の長さや提供された腎臓の状態により，術後すぐには十分な排尿がえられないことが多い．移植腎からの尿量が増加し（およそ 1000mL/日以上），血清 Cr 値の低下傾向がみられるまで，移植手術後 2 週間程度の透析を行うことは珍しいことではない．術後の透析時には，腎血流が低下しないように，過剰除水や血圧低下とならないよう注意する．

実際の症例

- 51 歳男性．19 歳時に腎不全（原疾患不明）と診断され，血液透析導入となった．以後 30 年以上，血液透析を続け，家族に生体腎移植ドナーとなる人がいなかったため，献腎移植登録をしていた．登録 11 年後に，1 回目の連絡があったが，この時はレシピエント候補者の中での選択順位が低く，移植手術は受けられなかった．登録 15 年後に 2 回目の連絡があり，この時は選択順位が 2 位だったため，すぐさま移植実施施設の病院に入院し，術前透析を行い，移植手術が施行された．術後 1 週間は，十分な尿量がえられず，透析を行ったが，術後 2 週目から尿量が少しずつ増えはじめ，透析を離脱し退院となった．移植前は，ほとんど無尿状態であったため膀胱容積が小さくなっており，術後早期は頻回にトイレに行かねばならなかったが，感染症や拒絶反応などはなく，順調に経過している．移植後は栄養状態や貧血が改善し，エリスロポエチン製剤も必要となくなり，2 カ月に 1 度の外来受診以外は，仕事にも特段の制限はなく，フルタイムで従事するようになった．

6

腎移植

予後

- 生体腎移植のみならず，献腎移植成績も年々向上している．現在わが国における献腎移植患者の移植腎生着率は，1 年で 96.4%，5 年で 87.9%，10 年で 70.4%，患者 5 年生存率は 93.1%，10 年生存率は 81.4%となり [3]，透析導入後の患者 10 年生存率（35〜40%）[4] を大きく上回る良好な成績を示している．

- 免疫抑制薬の発達と急性拒絶に対する治療法が確立してきたため，急性拒絶反応による移植腎廃絶の割合は少なくなっている．腎予後のさらなる改善には，長期的な慢性拒絶反応のコントロールが重要であり，病態の解明と治療の発展が待たれている．

- 2010〜2017 年のデータでは，それまで腎移植患者の死亡原因の 1 位であった感染症を悪性新生物がわずかに上回る結果を示している．これにはドナーからの持ち込み，免疫抑制状態，ウイルス感染などがその発症に関与すると考えられる．経過中，定期的なスクリーニングとともに，常に悪性新生物の可能性を念頭においてフォローを行う．

■文献

1) 八木澤 隆, 三重野牧子, 市丸直嗣, 他. 腎移植臨床登録集計報告 (2019). 2018年実施症例の集計報告と追跡調査結果. 移植. 2019; 54: 61-80.
2) 日本臓器移植ネットワーク. 腎臓移植希望者 (レシピエント) 選択基準. 2019年2月6日改訂. https://www.jotnw.or.jp/files/page/medical/manual/doc/rec-kidney.pdf
3) 日本移植学会, 編. 2019臓器移植ファクトブック. http://www.asas.or.jp/jst/pdf/factbook/fackbook2009.pdf
4) 新田孝作, 政金生人, 花房規男, 他. 日本透析医学会統計調査委員会編. 日本透析医学会「我が国の慢性透析療法の現況」2018年12月31日現在. 透析会誌. 2019; 52: 679-754.

〈鈴木倫子〉

JCOPY 498-22470

6. 腎移植

3 ▶ Preemptive kidney transplantation（PEKT）

▓ POINT ▓

● 先行的腎移植（preemptive kidney transplantation: PEKT）とは透析を経ずに行われる腎移植のことである.

● PEKT は透析を経た腎移植に比し生命予後や移植腎予後が良好であり，末期腎不全や透析に伴うさまざまな合併症を低減もしくは回避することが可能な優れた腎代替療法である.

● PEKT を行うためには腎臓内科医が腎不全患者への腎代替療法の説明，オプション提示を適切な病期で行うことが必要である. 腎移植前にさまざまな術前検査やワクチン接種などの準備が必要であり，腎機能低下速度にもよるが eGFR 20～30mL/分/1.73m^2 の段階で腎移植施設へ紹介することが望ましい.

<table><tr><td>定義</td><td>・先行的腎移植（PEKT）とは透析を経ずに行われる腎移植のことである. 本邦では腎移植直前に数回透析を行う場合も PEKT に含まれることがある.</td></tr><tr><td>意義</td><td>・腎移植は血液透析や腹膜透析に比し生命予後，QOL，心血管系合併症のリスクなどの点において優れた腎代替療法である. また，PEKT は透析を経た腎移植に比し生命予後，移植腎予後が良好であり，アクセス手術が不要であり，末期腎不全や透析に関連した合併症を低減あるいは回避できるなどのアドバンテージがある. これらの点からも PEKT は最良の腎代替療法といえる.
・以下に PEKT の主な利点について述べる.
1）生命予後が良好
・いくつかの大規模な研究により PEKT は透析を経た腎移植より生命予後がよいことが示されている[1-3]. 2000 年の Meier らの報告では 1988 年から 1997 年に腎移植した 73,103 名のレシピエントを透析期間で群別して生命予後を比較したところ，PEKT は透析期間 6 カ月以上の腎移植に比し有意に死亡リスクが低かった **図1** [1]. また 2002 年の Kashiske らの報告では 1995 年から 1998 年に腎移植した 38,836 名のレシピエントでは，PEKT は透析を経た腎移植に比し患者死亡の相対リスクが献腎移植で 0.84，生体腎移植で 0.69 であり有意に低かった[2].
・PEKT の生命予後がよい理由として，腎不全や透析期間</td></tr></table>

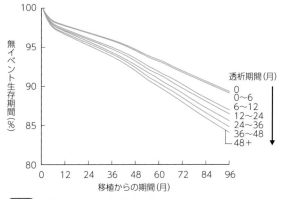

図1　透析期間による群別生命予後

(Meier-Kriesche HU, et al. Kidney int. 2000; 58: 1311-7[1])

が長くなるほど動脈硬化やCKD-MBD，透析アミロイドーシスなどの合併症が進行していくことを考慮するとこれらの病態に関連した死亡リスクを低減していることや，後述する移植腎予後が良好であることなどが考えられる.

- しかし，PEKTと透析を経た腎移植とで生命予後に有意差がないとする報告[4-6]もみられ，あるいは1年未満ではその以上の透析期間では有意差があるとする報告[7]もあり，保存期腎不全の治療や透析療法の向上により短期間の透析では差が出にくいと考えられる.

2）移植腎予後が良好

- 移植腎生着率についてもPEKTは透析を経た腎移植より良好であることが報告されている[1-3, 7-9]．2016年のColleenらの報告では14,503名のPEKTと7,590名の1年未満の透析を経た腎移植と17,503名の1年以上の透析を経た腎移植の3群で5年生着率を比較したところ，それぞれ93%，89%，89%でありPEKT群で有意に生着率が良好であった **図2**[7]．PEKTのほうが生着率が良好である背景として拒絶反応の発症率が低いことがあげられる[8, 9]．拒絶反応が少ない理由は明確ではないが，透析導入直前の保存期腎不全患者より，透析導入後の患者ではT細胞の増殖能が改善しており[10]導入前患者より透析患者でより強い免疫反応が惹起される可能性などが想定されている.

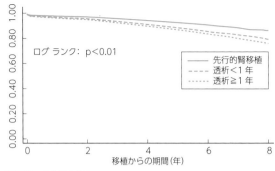

移植腎生着率

ログ ランク: p<0.01

— 先行的腎移植
--- 透析<1年
⋯⋯ 透析≧1年

移植からの期間(年)

図2 移植腎生着率
(Jay CL, et al. Transplantation. 2016; 100: 1120[7])

3) 心血管疾患のリスクの低減

- 腎移植レシピエントに比し透析患者のほうが心血管疾患による死亡率が有意に高いこと[11, 12] が示されており、透析期間が長くなるにつれそのリスクも上昇する。心血管疾患のリスクが上昇する前に PEKT を行うことでそのリスクを低減することが期待される。PEKT が透析を経た腎移植に比し心血管疾患のリスクを低下させるかは明らかではないが、心血管疾患と患者死亡と移植腎廃絶をエンドポイントとした研究では、PEKT のほうが有意にリスクが低いことが報告されている[13]。

4) アクセス関連の手術が不要

- 透析を経ずに腎移植を行うためバスキュラーアクセスやペリトニアルアクセスが不要であり、これらを作製する手術（シャント造設術、動脈表在化術、腹膜透析カテーテル挿入術など）が不要である。このため当然バスキュラーアクセス関連の合併症（シャント狭窄・閉塞、瘤、感染、静脈高血圧、スチール症候群など）やペリトニアルアクセス関連の合併症（腹膜炎、カテーテル出口部・トンネル感染など）もない。

5) 末期腎不全合併症の低減

- 末期腎不全の経過が長くなるのに伴い CKD-MBD、透析アミロイドーシス、低栄養、膀胱の廃用性萎縮などの合併症が進行する。これらの病態は保存期腎不全に比し透析導入後のほうがより進行するため、PEKT を行うことによりこれらの合併症を低減することができる。

6
腎移植

6) 妊娠

- 通常腎移植後 1〜2 年程度は妊娠を控えてもらうことが多いが，透析導入を待たずに PEKT を行うことで母体年齢が若いうちに妊娠することができる．

7) QOL

- 上記の PEKT の利点のほとんどは QOL の向上に直結する．PEKT は透析を経た腎移植に比し入院や通院が少なくて済み，仕事や学業に関する制限が少なくて済むという利点もある．アクセス手術が不要であることは美容面でも優れている．

8) 医療経済

- PEKT を行うことにより透析に関連した高額の医療費を削減することができる．移植医療は初期には高額の医療費がかかるが，維持期には透析医療に比し低額である．

現況

1) 本邦における PEKT の現況

- PEKT は件数・腎移植における割合とも年々増加しており，日本臨床腎移植学会・日本移植学会からの腎移植臨床登録集計報告によると 2018 年には生体腎移植で 426 例（27.9%），献腎移植で 1 例（0.6%）行われた．また移植直前のみの透析は献腎移植では 0 例であるが，生体腎移植では 149 例（15.9%）であり，生体腎移植の 43.8% が PEKT もしくは移植直前のみの透析を経た腎移植であった．

2) PEKT の実際

- 腎移植を行う際にはドナー・レシピエントともにさまざまな術前検査が必要であり，数カ月から半年程度を要するが，何らかの異常がみられた場合には追加の検査や治療が必要になることもあり，さらに時間を要する．また生ワクチンは腎移植後には原則禁忌であり，4 週間前までに接種しておくべきであり，その他不活化ワクチンなども必要に応じて腎移植前に接種しておくべきである．腎臓内科医はこれらの術前の準備期間を考慮して適切な時期に腎移植施設へ紹介する必要がある．腎機能低下速度にもよるが eGFR 20〜30mL/分/1.73m^2 の段階で腎移植施設へ紹介することが望ましい．移植医は PEKT ができるように準備を進めることが望ましいが，尿毒症症状の出現や腎機能低下速度が速い場合などは必ずしも PEKT にこだわる必要はなく，透析導入後の移植も視野に入れてより安全に移植が行えるように十分な準備を行うべきである．

- 透析が必要になる前に腎移植が行えることは重要ではあるが，腎移植を行う時期が早ければよいというわけではない．PEKT を行ったレシピエントの移植時の残腎機能は腎移植後の腎機能と相関しなかった[14]という報告もあり，早すぎる PEKT は控えるべきである．

3）医療制度
- 透析を経た腎移植では，透析導入後に身体障害者 1 級を取得し，重度心身障害者医療費助成制度を利用することができるが，PEKT では腎移植後でしか身体障害者 1 級を取得できない．腎移植後は自立支援医療（更生医療）により医療費助成が受けられるが，自立支援医療（更生医療）は身体障害者手帳を持っていることで適応となるため，保存期腎不全のうちに身体障害者 3 級あるいは 4 級を取得しておくことが重要である．

4）献腎移植
- 本邦では先行的献腎移植を希望する保存期腎不全患者は日本臓器移植ネットワークに登録することができる．その基準としては，① 申請時から 1 年以前後で腎代替療法が必要になると予測される進行性腎機能障害例で，② 成人例では eGFR 15mL/分未満，③ 小児例と現在腎移植後で腎機能低下が進行してきた例では eGFR 20mL/分未満である．しかし心停止下あるいは脳死下の臓器提供の件数は腎不全患者数に比しきわめて少なく，先行的に登録してもほとんどの症例が移植する前に透析導入となるのが現状である．

■文献
1) Meier-Kriesche HU, Port FK, Ojo AO, et al. Effect of waiting time on renal transplant outcome. Kidney Int. 2000; 58: 1311-7.
2) Kasiske BL, Snyder JJ, Matas AJ, et al. Preemptive kidney transplantation: the advantage and the advantaged. J Am Soc Nephrol. 2002; 13: 1358-64.
3) Witczak BJ, Leivestad T, Line PD, et al. Experience from an active preemptive kidney transplantation program-809 cases revisited. Transplantation. 2009; 88: 672-7.
4) El-Agroudy AE, Donia AF, Bakr MA, et al. Preemptive living-donor kidney transplantation: clinical course and outcome. Transplantation. 2004; 77: 1366-70.
5) Grams ME, Chen BP, Coresh J, et al. Preemptive deceased donor kidney transplantation: considerations of equity and utility. Clin J Am Soc Nephrol. 2013; 8: 575-82.
6) Irish GL, Chadban S, McDonald S, et al. Quantifying

lead time bias when estimating patient survival in pre-emptive living kidney donor transplantation. Am J Transplant. 2019; 19: 3367-76.

7) Jay CL, Dean PG, Helmick RA, et al. Reassessing pre-emptive kidney transplantation in the United States: Are we making progress? Transplantation. 2016; 100: 1120.

8) Mange KC, Joffe MM, Feldman HI. Effect of the use or nonuse of long-term dialysis on the subsequent survival of renal transplants from living donors. N Engl J Med. 2001; 344: 726-31.

9) Yoo SW, Kwon OJ, Kang CM. Preemptive living-donor renal transplantation: outcome and clinical advantages. InTransplantation proceedings. 2009; 41: 117-20.

10) Kaul H, Girndt M, Sester U, et al. Initiation of hemodialysis treatment leads to improvement of T-cell activation in patients with end-stage renal disease. Am J Kidney Dis. 2000; 35: 611-6.

11) Sarnak MJ, Levey AS, Schoolwerth AC, et al. Kidney disease as a risk factor for development of cardiovascular disease: a statement from the American Heart Association Councils on Kidney in Cardiovascular Disease, High Blood Pressure Research, Clinical Cardiology, and Epidemiology and Prevention. Circulation. 2003; 108: 2154-69.

12) Meier-Kriesche HU, Schold JD, Srinivas TR, et al. Kidney transplantation halts cardiovascular disease progression in patients with end-stage renal disease. Am J Transplant. 2004; 4: 1662-8.

13) Goto N, Okada M, Yamamoto T, et al. Association of dialysis duration with outcomes after transplantation in a Japanese cohort. Clin J Am Soc Nephrol. 2016; 11: 497-504.

14) Ishani A, Ibrahim HN, Gilbertson D, et al. The impact of residual renal function on graft and patient survival rates in recipients of preemptive renal transplants. Am J Kidney Dis. 2003; 42: 1275-82.

〈新里高広〉

7. 非薬物療法・補助的治療

1 ▸ 生活指導

■POINT

● 透析患者の生活指導の内容は多岐にわたるが,透析患者が有する背景を理解した上で,その指導に当たることが望まれる.
● さまざまな生活上の管理は透析患者自身の理解および判断が最も重要である.
● 医療者としての生活指導は透析患者および family caregivers としての家族への配慮が必要となる場合もある.

・透析患者の日常生活における注意点は,社会生活上の問題,患者個人に関わる医療的な問題,家族との同居の場合の family caregivers の負担の問題,さらには医療者間,例えば透析専門医と他科の専門医との連携の問題,など,非常に多岐にわたることが知られている 表1 .栄養および運動に関する問題は別項目として記載されているため,本稿では栄養および運動以外の生活指導に関して述べることとする.

社会生活の中における透析患者の抱える問題点

・The World Health Organization (WHO) は "健康" について,"単に病気がないという状況を指すものではなく,身体的,精神的および社会的な幸福が満たされた状態を指す" と定義している [1].この "健康" の概念は,病気がないにもかかわらず,身体的,精神的および社会的な幸福が満たされない状態では "健康" ではない,と指摘している.一方では,向かい合う病気がありながらも身体的,精神的および社会的な幸福が満たされた状態は "健康" である,と考える.では,日常的に腎不全と向き合わざるを得ない透析患者の "健康" はどのような状況にあるのか,が気になるところである.16〜30歳までの透析患者を対象として,社会統計学的および精神

表1 **透析患者の生活上の問題点**

● 本人が抱える問題点
  1) 社会的および心身的背景に含まれる問題点
  2) 栄養管理の問題点
  3) 運動施行における問題点
  4) アクセス管理の問題点
  5) フットケアへの注意点
  6) 服薬管理への注意点
● Family caregivers への負担の問題点
● 医療者間連携の問題点

表2 透析患者が抱える社会的および精神的背景

- 社会統計学的背景
  1. 結婚している，もしくはパートナーがいる割合が少ない
  2. 家族との同居の割合が高い
  3. 無所得の割合が高い
  4. 健康問題で働けない人の割合が高い
  5. フルタイム勤務の割合が低い
- 精神衛生学的背景
  1. QOL が低い
  2. 精神的健康度が低い
  3. 精神的な問題を有する割合が高い
- ライフスタイル
  1. 喫煙率が低い
  2. 飲酒率が低い
  3. アルコール中毒者が少ない
  4. ギャンブルに費やす金額が少ない
  5. 法律を犯すことが少ない

(Hamilton AJ, et al. Am J Kidney Dis. 2018; 73: 194-205[2])

衛生学的観点から見た日常生活の実態が報告されている **表2** [2]．社会統計学的背景として，透析患者は同年代の健常人に比較して，結婚している，もしくはパートナーがいる割合が少なく，家族との同居の割合が 3 倍以上であること，無所得が 9 倍以上，健康問題で働くことができない割合が 15 倍以上，さらにフルタイム勤務は半分程度の割合に留まることが明らかとなった．また，QOL および精神的な健康度も低く，精神的な問題を有する割合は健常人に比し 2 倍程度であることも明らかにされている．一方，喫煙，飲酒，さらにはギャンブルといったことへの関与は少ないとされているが，透析患者の日常的な"健康"問題においては，数多くの社会的および精神的な問題が存在し，透析患者の自立を阻む要因になっている．したがって，透析患者への生活指導の際にはこのような社会的・精神的背景をしっかりと把握した上で，その任に当たることが重要である．

アクセス管理の指導

- 透析療法，特に血液透析（hemodialysis, 以下 HD）では，アクセス，ここでは自己血管による内シャント（arteriovenous fistula, 以下 AVF）もしくは人工血管による内シャント（arteriovenous graft, 以下 AVG）とするが，これらの自己管理指導は非常に重要である．

1）平時の自己管理について

- アクセスの長期的な開存を可能とするためには，日常生活においていくつかの注意点があることを理解する必要

がある.

a. アクセスの触診・聴診の重要性

• アクセス管理で最も重要なことは，アクセスを介した血流量がしっかりと維持されていることの確認である．その確認方法は動脈化静脈に直接，触れて，血流（血管の拍動）を確認すること，聴診を行い，血管吻合部からの血管雑音を確認すること，があげられる．このような確認は毎日，欠かすことのないように指導する．

b. アクセス（シャント）側での禁止事項

• アクセス（シャント）側では血流量の維持・低下予防のために，血圧測定・採血を行わないこと，腕時計の装着もしないこと，荷物を掛けないこと，腕枕などで内シャント部を含む血管の圧迫を避けること，などに注意が必要である．

c. アクセス（シャント）側の清潔の維持

• 穿刺などで使用するため，感染予防のための清潔維持は重要である．特別な処置があるわけではないが，常に清潔に気をつかい，傷をつけないように注意を払う必要がある．

2）トラブル時の対応について

a. アクセスの狭窄・閉塞

• 血管拍動の減弱および聴診上の血管雑音の減弱，高調音の増強を確認した場合，アクセス血流の低下を疑い，維持 HD 定期受診時に透析スタッフにアクセス状況の確認を依頼する．さらに血管拍動の消失，もしくは血管雑音の消失をきたした場合は透析療法の emergency として可及的速やかに主治医もしくは透析スタッフに連絡を取ることが望ましい．

b. アクセス感染

• アクセス穿刺部位では細菌感染を起こす場合がある．穿刺部位近傍の発赤・腫脹を認める場合にはアクセス感染と考えて，抗菌薬使用を含めた適切な対応を取る必要がある．また，アクセス感染は血流を介して，化膿性脊椎炎や腸腰筋膿瘍といった難治性深部感染症の原因にしばしばなり得るために医療スタッフ側にも細心の注意および観察が重要となる．

c. 出血

• HD 終了時には穿刺部位の圧迫止血を行い，止血後に帰宅するのが一般的である．しかしながら，帰路の途中もしくは帰宅後に再度，出血する場合も時には経験する．この場合，慌てることなく出血部位の圧迫止血を行う．ほ

① 自身の感覚としての冷感はないか？
② 自身の感覚としてのしびれ・痛みはないか？
③ 自身での観察で足の色調は悪くないか？
④ 爪の手入れは行き届いているか？　特に巻き爪の有無は？
⑤ 皮膚の状態は？　乾燥しすぎていないか？
⑥ 白癬，鶏眼・胼胝などの有無は？
⑦ 受傷部位はないか？
⑧ 下肢の清潔は保たれているか？

とんどの場合，この圧迫で止血となるが，15 分程度経っても拍動性の出血が持続する場合には透析施設に連絡をとるのがよい.

フットケア指導の重要性

- 糖尿病を原疾患とする透析患者の増加とともに動脈硬化を原因とする末梢動脈疾患合併透析症例が増加している. 末梢動脈疾患の合併により，軽微な皮膚損傷程度でも，組織への感染，さらには感染増悪による敗血症惹起の原因につながり，さらに末梢組織での循環動態悪化による組織壊死に至る場合も少なくない. したがって，患者自身による両足の観察およびフットケアの実践が重要となる. 一般的な足観察におけるポイントを 表3 に示す. 多くの透析施設では医療スタッフによる足観察やフットケアを実践しているが，透析患者自身においても自分自身の管理を他人任せにするのではなく，患者本人による足観察やフットケアの実践が必要であることはいうまでもない. 表3 にあげた一般的な観察ポイントを踏まえて，下肢の血行状態や皮膚の状態への興味，下肢保護の観点からの靴選び，などの実践につながることが重要である.

服薬指導の重要性

- 透析患者は血圧管理，体液管理，骨ミネラル代謝障害に対する薬物治療，腎性貧血に伴う鉄欠乏状態の予防，さらには睡眠障害など，多岐にわたる内服治療を受けている場合が多い. 慢性腎臓病 (chronic kidney disease, 以下 CKD) 患者では CKD ステージが進行するほど，服用薬の種類が増加し，透析患者で最も多いことも報告されている [3]. すなわち，透析患者はポリファーマシーになりやすいことを意味し，誤った使用により副作用リスクの増加などの有害事象の出現につながりかねない状況にある. 一方で，ポリファーマシーは処方された薬剤のアドヒアランスの低下をきたしやすく，患者本人に服薬状況を尋ねても，実際の服薬状況さえ判断がつかないこ

とも少なくない．このような状況に陥らないためにも，透析患者への内服加療の必要性の説明はもちろんのこと，医療者においても多種にわたる服用薬それぞれの副作用の理解，さらには服用薬間の相互作用などへの理解も深めていく必要がある．

Family caregivers への負担の問題点

・透析患者の社会的背景として，経済的自立が果たせないために家族との同居の割合が高いことが報告されている[2]．さらに，透析患者の中には，家族への過剰な依存心を示す症例に出くわす場合もある．患者本人から頼られることは家族にとって喜びである一方で，過剰な依存心は family caregivers としての家族にとって身体的および精神的に過剰な負荷となる危険性をはらんでいる．医療者側も，透析患者本人が行うべき管理を同居家族に求める場合も少なくない．Family caregivers としても家族がその責務を果たそうとするために追い詰められていないか，過剰な負担となっていないか，などに関しても配慮する必要があるのかもしれない．

医療者間連携の問題点

・保存期 CKD 患者では，プライマリーケア医と腎臓専門医との診療連携は広く理解を得られてきている．透析患者においては多種多様な合併症管理を透析専門医のみで対応することは不可能であり，他科の専門医との連携が欠かせない．透析医療に従事する医師を含めた医療スタッフには日頃から他科の専門医や他の医療機関との連携を念頭に置きながら業務にあたることが大切である．

■文献

1) World Health Organization. Constitution of the World Health Organization, Basic Documents. 48th ed. Geneva, Switzerland: WHO; 2014.
2) Hamilton AJ, Caskey FJ, Casula A, et al. Psychosocial health and lifestyle behaviours in young adults receicving renal replacement therapy compared to the general population: findings from the SPEAK study. Am J Kidney Dis. 2018; 73: 194-205.
3) 坂本 愛，浦田元樹，岩川真也，他．慢性腎臓病を有する高齢者のポリファーマシーにおける有害事象の潜在的リスク因子に関する検討．日腎薬誌．2018; 7: 13-23.

〈大河原 晋〉

2 ▶ 栄養指導

POINT

● 透析患者への栄養指導にはさまざまな内容が含まれ，実践する患者にとっても非常に複雑であり，その順守率は決して高くない．

● 栄養指導順守率を高めるために，管理栄養士の重要性が認識されるようになっている．

● 保存期 CKD 期から透析期に至る栄養指導において，保存期 CKD 期と透析期の相違により透析患者自身の理解が混乱する場合もあり，丁寧な栄養指導が求められる．

・透析患者にとって食事療法はさまざまな制限を含み，かつ非常に複雑であるため，その実践に困難を感じることも少なくない．本稿では食事療法の実際とその実施に関わる因子についての理解を深めるとともに，栄養指導の実践的アプローチとして各項目についても述べる．

透析患者の栄養指導の順守率と関与する因子

・透析患者の栄養指導には，飲水量，食塩摂取量，カリウム摂取量，リン摂取量といった制限が必要な項目や，エネルギー摂取量およびたんぱく質摂取量といった適正に摂取が必要な項目など，さまざまな項目が含まれる．その評価方法も血液生化学検査に基づくものや食事記録に基づくものなど，複数の方法が存在し，食事療法の順守率の評価を一律に行うことは困難である．一方で，現在までの透析患者の食事療法に関する結果を統合して解析する試みからその順守率を推測する報告もなされている [1]．栄養指導の各項目の加重平均からみた食事療法の順守率を 表1 に示す．飲水量，食塩摂取量，カリウム

表1 透析患者の栄養指導順守率

栄養指導内容	順守率（%）
飲水量	68.5
エネルギー摂取量	23.1
たんぱく質摂取量	45.5
食塩摂取量	61.4
カリウム摂取量	85.6
リン摂取量	79.8
栄養指導全体	31.5

(Lambert K, et al. BMC Nephrol. 2017; 13: 318 [1])

表2 栄養指導順守率に関与する臨床的背景

栄養指導順守率の改善につながる因子

● 社会的背景
　高齢者
　高学歴
　女性
　透析導入からの期間（長いほど，順守率は改善）

● 医療者との関係
　医療者，特に栄養士との良好な関わり
　適切なサポート体制
　栄養士からの定期的な栄養指導

● 個人の背景に関連する因子
　社会的もしくは家族のサポートの存在
　栄養指導への積極的な姿勢
　自己管理
　家族および友人の栄養指導への理解

栄養指導順守率の低下に関与する因子

● 個人的な嗜好
● 抑うつ状態

(Lambert K, et al. BMC Nephrology. 2017; 13: 318[1])

7
非薬物療法・補助的治療

およびリン摂取量はおおむね 60～80％程度の順守率の一方で，エネルギー摂取量では 20％程度と非常に低く，全体的な栄養指導順守率も 30％程度と決して満足できる状況ではない．さらに栄養指導順守率に関与する因子についても報告がなされている 表2 [1]．医療者との良好な関係と患者個人の社会的背景および積極的な取り組み，この 2 点が栄養指導順守に関わる両輪となることが 表2 から読み取ることができる．したがって，栄養指導においては患者個々人の臨床的背景をしっかりと理解した上で，患者の食事療法への理解が得られるように努めることが重要と思われる．

栄養指導における管理栄養士の果たす役割

・慢性腎臓病（chronic kidney disease，以下 CKD）患者への栄養指導は CKD 診療の柱の一つである．保存期 CKD 患者への管理栄養士による栄養指導は腎機能低下の抑制や死亡率の減少につながる可能性が指摘されている．透析患者においても，患者と管理栄養士の良好な関係，定期的な栄養指導，キャリアを積んだ管理栄養士による指導，などが栄養指導順守率の向上に直接的につながることも示されている [1]．透析医療では医師のみならず，看護師，臨床工学技士など，多職種の協力のもと，日常臨床は維持されており，今後，栄養指導における管理栄養士の役割の重要性もさらに認識されると思われる．

表3 代謝水および不感蒸泄の理解

a) 各種栄養素から生成される代謝水

燃焼する栄養素	栄養素 1g に対して生成される水分（mL）
ブドウ糖	0.55
たんぱく質	0.41
脂肪	1.07

b) 不感蒸泄と体温・室温の関係

体温／室温	～30℃	30℃～
～37℃	15mL/kg	15～20％の増加
37℃～	15％の増加	15～20％の増加（室温）と 15％の増加（体温）

水分管理の指導

- 基本的な知識として，体重の 60％が体内水分量であり，その 2/3 が細胞内液（体重の 40％），1/3 が細胞外液（体重の 20％）として分布する．さらに，細胞外液の 3/4 は組織間液（体重の 15％）として存在し，血管内に存在する体液，すなわち循環血漿量はわずか 1/4（体重の 5％）にすぎない．体内での水分バランスを適切に把握するために，体内で生成される水分（代謝水）と体内から喪失する水分（不感蒸泄）を理解することが重要である 表3 ．代謝水は 5mL/kg，不感蒸泄は 15mL/kg とされており，その差である 10mL/kg が体内から喪失する水分量となる．透析患者における体液量調整には，この代謝水生成および不感蒸泄に加えて，経口的な水分摂取と食塩摂取も直接的に関与してくる．一般的に水分管理の指導では経口的な水分摂取が主となるが，この水分摂取量は食塩摂取および血清浸透圧変化と直接的に連動することになる．現在まで，透析患者の水分摂取量に関して厳密な意味での基準は存在しないが，800～1000mL/日程度の水分摂取を目標とし，血液透析（hemodialysis, 以下 HD）間の体重増加を確認しながら，食塩摂取量とともに調整を行っていくことが日常臨床での実際となる．

食塩摂取管理の指導

- CKD 患者では軽度腎機能低下の状況から食塩摂取量を 3～6g/日とする食塩摂取制限が推奨されており，血圧の改善，尿蛋白量の減少，さらには末期腎不全，心血管疾患，全死亡それぞれのリスク低減に有効であることが報告されている．透析患者においても食塩摂取制限は適切な体液管理を行う上でも重要である．生体内では，塩分摂取による血清 Na 濃度の上昇は血清浸透圧の上昇をも

たらす．この血清浸透圧の上昇は下垂体後葉からの va-sopressin の放出促進と口渇中枢刺激による引水行動を惹起する．透析患者では腎皮質部集合尿細管における vasopressin の作用，すなわちアクアポリン 2 を介した水再吸収の促進は期待できないため，血清浸透圧の改善は主に飲水行動によってなされることになる．血清 Na 濃度が 140mEq/L の HD 症例が 1g の塩分（Na 換算：17mEq）を摂取した場合，血清浸透圧上昇を引き起こさないためには約 120mL の水分摂取が必要となる．食塩摂取制限は 6g/日以下を目標とするが，このような制限下においても，透析間隔が中 2 日の場合，120（mL）× 6（g/日）×2〜3（日）≒ 1500〜2200mL 程度の食塩摂取による体液量増加は避けることができない．しかしながら，このような食塩摂取制限を行うことは，過度な HD 間の体重増加を抑制できること，HD 間体重増加の抑制が血圧管理にも好影響を与えること，さらには血液透析中の過度な除水による循環動態の破綻の予防につながること，など，体液・循環動態の管理では重要なものとなる．さらに，日常の透析医療においては，著明な体重増加とともに HD 前血清 Na 濃度の低下を示す症例も存在する．このような症例では体重増加の主な原因が塩分摂取ではなく，心理的要因に起因する飲水過多，いわゆる"水中毒"であることもあり，食塩摂取過剰に伴う体液管理困難症例と区別してアプローチする必要がある．

たんぱく質摂取管理の指導

透析患者，特に HD 患者では HD 施行により血液から透析液へのアミノ酸の喪失が相当量，あることが知られている．したがって，アミノ酸喪失に伴う体蛋白の崩壊を防ぐために，透析患者では十分なたんぱく質摂取に努める必要がある．慢性腎臓病（chronic kidney disease，以下 CKD）保存期では CKD 進行の抑制を目的にたんぱく質摂取の制限を行うために，透析患者の中には保存期と透析期のたんぱく質摂取の非連続性に戸惑う場合も少なくなく，透析導入期には再度，たんぱく質摂取量の変更を含めた栄養指導が必要になる．その摂取量に関して，透析患者のたんぱく質の摂取と生命予後の検討では 0.8g/kg/日〜1.4g/kg 標準体重/日の患者群で最も生命予後が良いことが知られている．しかしながら日々の食事にはある程度のばらつきが認められるため，その変動による摂取量不足を避けるために下限値は 0.9g/kg 標準体重/日に設定されている．また，たんぱく質摂過剰に

7

非薬物療法・補助的治療

よるリン摂取量の増加を避けるために上限値は 1.2g/kg 標準体重/日に設定されている. 透析医療の実臨床ではたんぱく質摂取量の評価として, 無尿の安定維持 HD 症例を対象として蛋白異化率 (normalized protein catabolic rate: nPCR) が使用される場合が多い.

エネルギー摂取管理の指導

- 透析患者では適切なエネルギー量の摂取は体内の恒常性の維持のためにも重要である. しかしながら CKD 症例に対する栄養指導は食塩摂取量の制限に代表されるように, "制限" に目が行きがちになり, そのためにエネルギー摂取不足に陥る患者がいるのも事実である. エネルギー摂取量の把握を日常臨床で行うことは意外に難しく, 患者自身による食事記録を基に管理栄養士がエネルギー摂取量を算出することで初めてその把握が可能となる. 実際に必要となるエネルギー摂取量は 30～35kcal/kg 標準体重/日とされている. 高度 CKD 症例においてエネルギー摂取量の低下が脳内酸素動態の悪化, さらには認知機能障害の出現に関与している可能性も近年, 報告されており[2], 透析患者においても適切なエネルギー摂取は認知機能維持の観点からも重要なのかもしれない.

カリウム摂取管理の指導

- 透析患者では腎性カリウム排泄の低下, さらには酸排泄障害に伴う代謝性アシドーシスによる細胞内液から細胞外液へのカリウムのシフトなどにより, 容易に高カリウム血症を呈する. 細胞外液中カリウム濃度の上昇は静止膜電位の脱分極につながり, 心臓では, action potential duration の短縮化, 伝導速度の遅延, さらには不応期の延長をきたし, 興奮性の減弱をもたらす. このため高カリウム血症時には徐脈性不整脈の出現や心停止に至る症例も経験することもある. 透析患者へのカリウム摂取量の制限は保存期 CKD (中等度～高度腎機能障害) から一貫して指導が必要な項目であり, 一般的には 40～50mEq/日 (1600～2000mg/日) のカリウム制限を行い, 血清カリウム濃度の管理を行うことが重要である.

■文献

1) Lambert K, Myllan J, Mansfield K.. An integrative review of the methodology and findings regarding dietary adherence in end stage kidney disease. BMC Nephrology. 2017; 13: 318.
2) Ookawara S, Kaku Y, Ito K, et al. Effect of dietary intake and nutritional status on cerebral oxygenation in pa-

tients with chronic kidney disease not undergoing dialysis: a cross-sectional study. PLoS One. 2019; 14: e0223605.

〈大河原 晋〉

7
非薬物療法・補助的治療

3 ▶ 透析患者の運動療法と運動処方

■ POINT

- 本稿では運動療法やリハビリテーション医療を専門としない医療従事者が，透析患者に対して運動療法を行う場合を想定して，運動の処方について解説する．

- 運動療法の要件は有効性と安全性の2点であり，運動処方とはこの2点を担保するための，運動頻度（F: Frequency）・強度（I: Intensity）・継続時間（T: Time）・運動種目（T: Type）の4項目（FITT）に関する具体的な指示である．

- 運動処方だけで実際の運動療法がうまくいくとは限らない．処方はあくまで記述された「形式知」であり，コツやノウハウなど記述困難な「経験知（暗黙知）」が含まれないからである．運動療法を専門としない医療者には，FITTの厳密性にこだわるより，患者と協同して継続可能な内容で始めて，経験知を高めてゆくというプラグマティックな方法を推奨する．

運動療法の目的	・体力（行動体力 physical fitness）の要素は，全身持久力，筋力，柔軟性，バランス能力などに大別される．これらは独立した要素ではなく，実際の身体機能はこれらの体力要素の複合的協調で成り立っている．体力向上のために用いることができる身体活動は，運動（エクササイズ）のみでなく生活活動も含め多岐にわたるが，上記のどの体力要素に寄与するかは，それぞれ異なり，また同一の身体活動でも強度，持続時間，頻度の幅がある．したがって運動療法は，目的・目標を明確にすることが重要である．
	・透析患者は各種治療によって，心血管合併症や感染症による死を先送りできても健康長寿を得るわけではなく，サルコペニア・フレイルが進行し，要介護状態となるリスクがきわめて高い．WHOは高齢者の健康指標として疾病の有無や軽重よりも，身体的・社会的な自律性（autonomy）を重視しており，身体機能の劣化を防ぎ身体的自立を維持することは，高齢者主体の透析患者において，運動療法の基本目標となる．
トレーニングの3原理と5原則 表 1	・過負荷の原理とは，生活上の身体機能の維持・向上を目的とした場合の競技スポーツのトレーニングのように，安全限界（後述）に近い高負荷レベル，あるいは安全限界を超えた生理的限界強度が必須なのではなく，有効限界（後述）以上の強度であればよい．

表1 トレーニングの3原理と5原則

3原理

1. 過負荷の原理: 一定以上(有効限界以上)の運動負荷をかけないと効果は得られない.
   日常生活の身体活動より負荷を多くして行う必要がある.

2. 可逆性の原理: 運動の効果は, 止めると失われ, 運動期間が短いほど早く消失する.
   継続が重要.

3. 特異性の原理: トレーニングの種類, 部位により得られる効果は異なる.

5原則

1. 全面性の原則: 有酸素能力, 筋力, 柔軟性などの体力要素をバランスよく高める.
   有酸素運動だけでなく, 筋トレやストレッチも取り入れる.

2. 意識性の原則: どこを動かしているのかを意識するだけでなく, 運動の目的(競技能力向上・体力向上・介護予防など)も意識する.

3. 漸進性の原則: 少なめ, 弱めに始めて徐々にレベルアップする.

4. 個別性の原則: 性, 年齢, 体力, 嗜好など個人の特性に応じて行う.

5. 反復性の原則: 長期反復継続で, 効果が蓄積する.

7

非薬物療法・補助的治療

- また可逆性の原理と反復性の原則は, 継続が有効性確保に不可欠であることを示している. 完璧な処方でも続かなければ効果はない.

- 特異性の原理と全面性の原則は, 単一あるいは少数の運動メニューより多様なメニューを組み合わせることが望ましいことを意味する. たとえばエルゴメーターやトレッドミルは歩行能力改善に有効だが, 直線移動に限定した下肢の単純反復運動であり, 方向転換や物の持ち運びや転倒防止に必要な, 複雑な体幹〜上下肢動作の複合的協調機能の向上は期待できない. 個々の筋や筋群ごとの適切なトレーニングメニューの選択〜指示は専門知識が必要なので, 散歩と健康体操のように, タイプの異なる運動を複数組み合わせることが実践的対応となる.

- 意識性と個別性の原則は密接に関係する. 前述のように高齢低体力者の運動療法は, アスリートのトレーニングとは異なり, 筋力や持久力, 歩行速度など特定体力指標や競技パフォーマンスの向上自体が目的ではなく, 日常生活に必要な身体機能の維持・向上(いわば介護予防)が基本目標となる. したがって身体機能・身体能力にあった内容, 個々の患者の生活上の必要性や嗜好に添った内容にすることがきわめて重要であり, それは継続性を高める上でも不可欠である.

- 漸進性の原則は, 運動によるアクシデントを防ぐ上での基本だが, それのみならず医療者側にとっても, 対象患

者数や実施頻度，実施内容などを小さく始めて徐々に拡大してゆくことが，実施の負担低減と継続につながる．

運動の有効限界・安全限界と運動負荷試験

1）有効限界・安全限界 図1

- 運動療法の有効性と安全性を担保するうえで，処方する運動は有効限界以上かつ安全限界以下でなければならない．有効限界とは，それ以下の負荷強度・負荷量では体力向上がない下限であり，安全限界はそれ以上では障害，とくに心血管系アクシデントをきたすおそれがある持久系の運動の上限である 図1．
- 図1 に示すように体力が低いほど安全限界は低くなるが，同時に有効限界も下がるので，安定した維持透析患者であれば高齢・低体力者でも体力と身体機能に応じた身体活動・運動は可能である．
- 安全限界は，持久系運動については一般に無酸素性代謝閾値（anaerobic threshold: AT）とされる．すなわちその強度を超えると無酸素性代謝が始まり，血中乳酸濃度とアシドーシスの進行，また血中カテコラミン濃度増加などによって心刺激性の亢進が出現し始めるレベルであり，次項の運動負荷試験の主目的もこの AT レベルの運動強度の特定である．
- 全身状態不良の重篤な急性疾患罹患時や，安静時も症状がある重症心不全では安全限界が有効限界を下回り，運

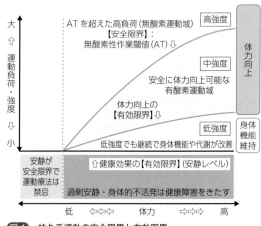

図1　持久系運動の安全限界と有効限界
体力向上の有効限界以下の低強度の身体活動でも，身体機能の維持には有効である（健康効果の有効限界）．

動療法は禁忌となる．透析患者においても，専門的治療や管理が必要な心肺や神経系・運動器系合併症を有するケースでの運動療法は，医学的リハビリテーションの専門領域であり，専門外の医療従事者が行う運動療法は，安定した外来維持透析患者に限定するのが原則である．

2）運動負荷試験

- 安全限界以下で最大の効果を得るためには，AT レベルを運動負荷試験で確認し，これを超えない範囲の最大強度（いわば sub-AT レベル）を設定する必要がある．
- AT の確認には，心肺負荷試験（Cardio-Pulmonary Exercise test: CPX）での呼気ガス分析（呼気中の酸素と二酸化炭素濃度と容積の測定），あるいは血中乳酸濃度の連続測定，またはこれらの代替法として心拍数モニターを行いながら，トレッドミルやエルゴメーターを使って，AT を超える強度までの運動負荷を行う[1]．このような運動負荷試験は持久系反復運動を処方する際の重要なよりどころとなる．また負荷強度設定のみならず，AT レベル自体が体力指標なので，その推移で運動療法の有効性を客観的に判断することができる．

3）レジスタンス運動における負荷強度設定

- 筋力増強が必要な場合は，持久系の有酸素運動だけでなく，レジスタンス系運動（いわゆる筋トレ）を処方に加える必要がある．
- 持久運動の強度は主に心肺への負荷の程度で判断されるが，レジスタンス運動では，最大反復回数（repetition maximum: RM）が指標となる．負荷重量を処方する場合，本来は 1RM（1 回しか持ち上げられない最大重量）を確認し（Maximal test），その重量の何％なら何回反復可能という目安 表2 に従って，負荷重量を決定する．例えば 1RM が 20kg であれば，10RM の負荷強度にするには，その 75％，すなわち 15kg となり，15RM とするなら 65％の 13kg と設定する．しかし Maximal test は，整形外科的アクシデントや血圧上昇のリスクがあるので高齢低体力者では禁忌であり，代用として Sub-maximal test を行う．これは数回以上持ち上げられる負荷重量で RM を確認し，そこから 表2 に基いて 1RM に相当する最大負荷重量を推定する．例えば 20kg のダンベルの最大反復挙上が 5 回（5RM）なら，1RM はその 1.15 倍（23kg），9RM なら 1.3 倍で 1RM＝26kg と推定し，この推定 1RM 値の何％という形で，処方したい RM に相当する負荷重量を決める．

表2 レジスタンストレーニングの負荷強度と最大
反復可能回数（RM）の関係

%1RM	推定反復回数
100	1
95	2
93	3
90	4
87	5
85	6
83	7
80	8
77	9
75	10
70	11
67	12
65	15
60	20

Maximal test で 1RM を求め，この表に基づいて，その何％の重量なら何回反復可能かを推定する．また Submaximal test では，一定回数反復できた重量から 1RM を推定する.

運動処方

- 運動処方とは運動療法の要件は有効性と安全性を担保するための，運動頻度（F: frequency）・強度（I: intensity）・継続時間（T: time）・運動種目（T: type）の4項目（FITT）に関する具体的な指示である．

1）体力向上のための処方

- 標準的な運動処方において，持久系運動の強度（I）設定は前述のようにあくまで運動負荷試験による AT の確認が原則である．しかしさまざまな合併症や代謝異常を抱えている高齢・低体力の透析患者が，トレッドミルやエルゴメーターなどの不慣れな運動を行う場合は，AT 以下の強度でも血圧異常や不整脈，血糖異常，あるいは整形外科的アクシデントが起こりうる．また特定の条件下の AT だけで，さまざまな日常の身体活動や運動強度の安全限界は判断できない．さらに AT レベルは体力とともに変化するので，定期的に AT を確認し，処方内容を調整する必要がある．したがって運動療法の専門スタッフや機材を持たない大多数のわが国の透析施設では，AT 実測を前提とした運動処方は現実的ではない．

- とはいえ運動強度のモニタリングは不可欠なので，AT の代用指標は知っておかねばならない．広く用いられているのは心拍数で，カルボーネン法[1]がその代表である．安静時心拍数と運動負荷時の最大心拍数を求め，その両者の中間が 50％の運動強度であり，AT に相当す

表3 ボルグスケール

等級	疲労度	
6		
7	非常に楽である	
8		
9	かなり楽である	
10		
11	楽である	
12		
13	ややきつい	
14		
15	きつい	標準体力者での負荷に応じた心拍数の 1/10 がスコアになっている. 例えばボルクスケール 13 は,概ね心拍数 130/分となる負荷であり,一般に 11〜13 が AT の目安とされる.
16		
17	かなりきつい	
18		
19	非常にきつい	
20		

7

非薬物療法・補助的治療

る. しかし最大心拍数の測定は最大運動強度を強いるためリスクも高い. そのため最大心拍数を実測せず, 対象者の年齢その他から推定する各種変法もあるが精度は落ちる.

- 主観的な運動強度をスコア化したボルグスケール (あるいは Rating of Perceived Exertion: RPE) も広く用いられている **表3**. 心拍数と自覚するつらさが相関することに基づいたスコアで, スコア 13 (ややつらい) が概ね AT に相当するが, これも精度は期待できない.

- アメリカスポーツ医学会 (ACSM) が透析患者の運動強度の指標として推奨している代用指標に Talk test がある. 運動強度が上がると頻呼吸・口呼吸となり, AT 近辺になると長い文章を息継ぎなしにしゃべることができなくなるという単純な原理だが, AT 指標としての有用性が評価されている[2]. 精度的にはボルグスケール同様あくまで定性的だが, 主観的ではなく他覚所見を用いる点で優れている.

2) 身体機能の維持向上のための処方

- 体力の積極的向上ではなく身体機能の維持 (介護予防) を目的とした場合は, 安全限界 (AT) 確認が必須という発想を変えて, 有効限界を下回らない強度運動から始めて, 体力・身体機能の向上に応じて, 頻度, 強度, 持続時間を漸増させてゆく方式が実践的, かつ安全である.

- 無論この場合でも，有効限界を上回る身体活動を処方する必要がある．かつては運動強度 3METs（代謝当量：安静時のエネルギー消費の何倍に相当するかで表される運動強度の指標で，3METs は概ね 3km/時の平地歩行に相当）未満の低強度の身体活動には有意な体力向上効果がないとされ，4METs（4km/時歩行）以上の強度が推奨されていた．また運動強度以外の有効限界として，運動の持続時間は連続 30 分以上，また頻度も原則毎日〜少なくとも 1 日おきといった推奨がなされていた．しかし最近は，高齢・低体力者では，3METs 未満の低強度，週 1 回程度の低頻度でも，身体機能や代謝機能改善，動脈伸展性保持など有意な効果があり，年単位で長期継続すれば体力保持や死亡リスク低減にも有効であることが認められている[3]．
- 透析患者でも，運動の種類や強度，あるいは持続時間にかかわらず，週 1 回以上の定期的運動をしていれば，各種交絡因子を補正しても約 2 割の死亡リスク低減が認められている[4]．また運動の積極的効能とは別に，身体的不活発，すなわち長時間の座位や臥位など，1MET の状態を長期間続けるライフスタイルが，高齢者に限らず，腰痛などの障害，身体機能低下（廃用症候群），さらには死亡リスク上昇など看過できない健康障害をもたらすことが近年明らかになってきた[5]．すなわち透析患者に対する運動療法の有効限界は 1METs といってよい（**図 1**）．AT を確認し，sub-AT レベルの強度の運動を処方せずとも，透析患者の生活身体活動のほとんどは 2〜3METs の強度であり，AT（安全限界）以下であるとみなして，それと同等の強度や負荷の運動の頻度や時間を増やすことを目指せばよい．腎臓リハビリテーションガイドラインで紹介されている運動メニュー[6]や，「健康づくりのための身体活動基準（アクティブガイド）2013」[3]に示された，高齢者の身体活動量の基準「これまで身体を動かさずにいた時間のうち 40 分/日が，何らかの身体活動に置き換わる」などは参考となる．

3）レジスタンス系運動

- 透析患者のレジスタンス系の強度処方に関しては，一般若年健常者の筋肥大・筋力増強目的の筋トレで標準的な高負荷・低反復回数（≦10RM）ではなく，負担が少なく安全な低負荷・高反復回数（≧15RM）が推奨される．しかし同じ負荷重量でも関節の屈曲程度や姿勢によって強度が変わるため，相応の専門知識と経験がないと歩行

速度やエルゴメーターのような厳密な強度指定と遵守はできない．透析医療従事者が指示する場合は，目的とする筋（群）ごとに Submaximal test で，15〜20RM 相当の低負荷重量を設定し，最大反復回数より低い 10〜15 回反復を 1 セットとし，インターバルを挟んで 2〜4 セット，週 2 回程度から開始し，Submaximal test で筋力の増強を確認しながら負荷を漸増してゆくとよい．

- なおレジスタンストレーニングを楽しいと感ずる人は少なく，負荷を強めるほど負担感が顕著になるので，ウォーキングなどの有酸素運動以上に長期継続が困難である点も知っておいたほうがよい．

継続性を高める工夫

- 透析患者の運動療法は，医学的リハビリテーションでいえば期間限定の急性期リハビリテーションではなく慢性期（維持期）リハビリテーション，あるいは生活リハビリテーションであり，有効性や安全性以前に継続（習慣化）が大前提である．そして継続性は運動療法全般においてもっとも困難な課題であり，運動処方の FITT だけでは対応できない[5]．

- 運動療法において安全性や有効性は science だが，継続性はむしろ art に属するテーマであり，マニュアルやガイドラインには限界があることを理解しておくべきである．運動が習慣として生活の中で定着するためには，医療施設内あるいは医療従事者間のみならず，広く患者や家族，そして地域社会との情報交換・連携が必要であり[7]，透析患者への運動療法を医療と限定せず，生活の場を含めた視野で広く生活リハビリテーションの一環として実践し，継続可能な手法へと改良してゆくプラグマティックな姿勢が必要である．

7
非薬物療法・補助的治療

■文献

1) 平松義博．心不全合併例へのリハビリテーション．In: 上月正博，編．腎臓リハビリテーション．東京: 医歯薬出版; 2013．p.376-83.
2) Foster C, Porcari JP, Ault S, et al. Exercise prescription when there is no exercise test: The Talk Test. Kinesiology. 2018; 50 Suppl.1: 33-48.
3) 厚生労働省．健康づくりのための身体活動基準，および指針（アクティブガイド）．2013. http://www.mhlw.go.jp/seisakunitsuite/bunya/kenkou_iryou/kenkou_undou/index.html
4) Tentori F, Elder SJ, Thumma J, et al. Physical exercise among participants in the Dialysis Outcomes and Practice Patterns Study (DOPPS): correlates and as-

sociated outcomes. Nephrol Dial Transplant. 2010;
25: 3050-62.
5) 安藤康宏. 高齢透析患者における運動療法. 腎と透析.
2019; 86: 758-63.
6) 日本腎臓リハビリテーション学会, 編. 腎臓リハビリテーショ
ンガイドライン. 東京: 南江堂; 2018.
7) 安藤康宏. 透析患者の支持療法―社会的な参加. 臨牀透析.
2019; 35: 73-81.

〈安藤康宏〉

索　引

とうせきりょうほう
透析療法グリーンノート　　　　　　　ⓒ

発　行	2021 年 6 月 25 日　1 版 1 刷

監修者	長　田　太　助
なが　た　だい　すけ

編著者	齋　藤　　修
さい　とう　　おさむ

発行者	株式会社　**中外医学社**
	代表取締役　**青　木　　滋**
	〒 162-0805　東京都新宿区矢来町 62
	電　話　　（03）3268-2701（代）
	振替口座　　00190-1-98814 番

印刷・製本／横山印刷㈱　　　　　　　　〈SK・YS〉
ISBN978-4-498-22470-4　　　　　　Printed in Japan